DU CHANCRE

PRODUIT PAR LA CONTAGION

DES

ACCIDENTS SECONDAIRES DE LA SYPHILIS.

Ouvrages sous presse, pour paraître prochainement.

BAZIN, médecin de l'hôpital Saint-Louis, etc. **Leçons sur la scrofule**, considérée en elle-même et dans ses rapports avec la syphilis, la dartre et l'arthritis. 1 vol. in-8, deuxième édition, revue et considérablement augmentée.

BAZIN. Leçons sur les maladies artificielles de la peau, 1 vol. in-8.

CAVASSE. L'Année médicale, quatrième année. 1 fort vol. in-12.

GROS et **LANCEREAUX. Des affections nerveuses syphilitiques.** 1 vol. in-8.

FOUCHER. Traité de diagnostic des maladies chirurgicales. 1 vol. in-8.

MORDRET. Traité pratique des affections nerveuses et chloro-anémiques, considérées dans les rapports qu'elles ont entre elles. 1 vol. in-8.

SALES-GIRONS. Thérapeutique nouvelle des maladies de poitrine, diète de la respiration. 1 vol. in-12.

PARIS. — IMPRIMERIE DE L. MARTINET, RUE MIGNON, 2.

DU CHANCRE

PRODUIT PAR LA CONTAGION

DES

ACCIDENTS SECONDAIRES DE LA SYPHILIS

SUIVI

D'UNE NOUVELLE ÉTUDE

SUR LES MOYENS PRÉSERVATIFS DES MALADIES VÉNÉRIENNES

PAR

EDMOND LANGLEBERT

Docteur en médecine,
Professeur libre de clinique et de pathologie spéciales.

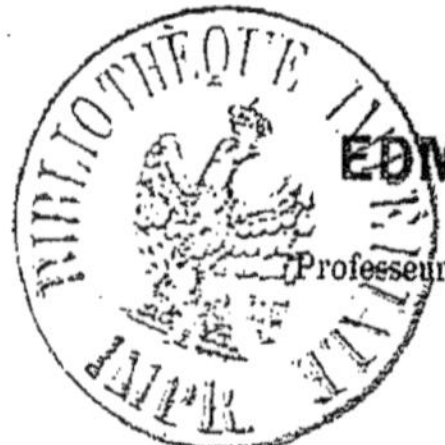

Ego hos versiculos feci ; tulit alter honores.
Sic vos non vobis, etc. . . . .

VIRGILE.

PARIS

ADRIEN DELAHAYE, LIBRAIRE-ÉDITEUR,

PLACE DE L'ÉCOLE-DE-MÉDECINE, 23.

1861

montrer le premier la nature de cette lésion, j'ai, comme il arrive toujours en pareil cas, vivement contrarié certaines personnes, qui n'ont pu me pardonner d'avoir découvert avant elles un fait de cette importance.

C'est pourquoi j'ai cru devoir réunir dans cet opuscule les divers travaux que j'ai publiés sur la loi de transmission de la syphilis secondaire, ne voulant pas laisser égarer plus long-temps l'opinion publique sur l'origine d'une découverte à laquelle j'attache nécessairement un grand prix, puisqu'elle a été le point de départ d'une véritable révolution en syphilo-graphie, et comme le trait d'union entre la nouvelle doctrine et celle de M. Ricord, dont elle conserve le principe fondamental, savoir : *le début constant de la syphilis par le chancre.*

Dans un dernier chapitre consacré à la prophylaxie de la syphilis, j'ai signalé les réformes dont la connaissance du caractère contagieux des lésions secondaires a rendu plus que jamais l'introduction nécessaire dans notre système actuel de police médicale relative à la prostitution. J'ai de plus indiqué les précautions individuelles à prendre pour atténuer le plus possible les chances de contamination vénérienne.

Mars 1861.

DU CHANCRE

PRODUIT PAR LA CONTAGION

DES

ACCIDENTS SECONDAIRES DE LA SYPHILIS.

I

DÉCOUVERTE DE LA LOI DE TRANSMISSION DE LA SYPHILIS SECONDAIRE ; CONSIDÉRATIONS GÉNÉRALES ET OBSERVA- TIONS CLINIQUES.

La syphilis acquise, c'est-à-dire celle que l'on con- tracte le plus ordinairement dans les rapports sexuels, commence toujours par un chancre.

Le chancre est à la vérole constitutionnelle ce que la morsure du chien enragé est à l'hydrophobie. Il en est le symptôme initial, le point de départ invariable et nécessaire.

Cette proposition, émise pour la première fois par

Fernel (1), et reproduite de nos jours par l'ancienne
école du Midi, a pris place parmi les vérités les mieux
établies dans la science. Elle est admise par l'immense
majorité des médecins. Tous, à l'exception de quelques
rares dissidents, dont les livres, datés de 1860, semblent avoir été composés du temps d'Astruc (2), sont
d'accord pour reconnaître dans le chancre l'exorde
obligé et comme fatal de la syphilis acquise.

Cependant, à côté de ce principe, disons mieux, de
cette loi pathologique, se place un autre fait, un autre
principe non moins certain : le pouvoir contagieux
des accidents syphilitiques secondaires, aujourd'hui
démontré par des multitudes d'expériences et d'observations cliniques, et qui, après de vifs et solennels
débats, a enfin conquis l'adhésion de tous les praticiens,
de ceux même qui naguère encore le niaient avec
toute l'énergie d'une conviction que l'on peut croire
sincère.

Ainsi, d'une part, le chancre comme première et
constante manifestation de la syphilis acquise ; d'autre
part, la transmission par contagion directe de la vérole secondaire.

Du rapprochement de ces deux faits, en apparence

(1) « Cuicumque particulæ luis primum insederit, *illic* inhærens, *pus-
tulam* excitat, interim et *ulcusculum* inde longius prorepens radices figit,
sensimque partium continuatione adaucta, interiora subit, et ad extre-
mum, ni medicamentum adhibueris, furore corpus universum vastat atque
depopulatur. » (*De luis venereæ curatione perfectissima,* cap. IV, 1557.)

(2) Voyez le *Nouveau Traité de la syphilis* de M. Gibert. Paris, 1860.

contradictoires, découle naturellement, et comme conséquence nécessaire, que les accidents secondaires de la syphilis ne doivent pas se transmettre *dans leur espèce*, c'est-à-dire en tant qu'accidents secondaires, mais qu'ils doivent produire par l'inoculation physiologique ou artificielle de la matière qu'ils sécrètent le *chancre primitif*.

Or, c'est ce fait général que j'ai le premier découvert et pour la première fois formulé dans les termes suivants devant la Société médicale du Panthéon, le 13 février 1856, époque à laquelle l'ancienne école du Midi, penchant vers son déclin, soutenait encore la doctrine funeste de la non-contagion des symptômes secondaires de la syphilis :

La syphilis constitutionnelle a constamment pour point de départ un chancre, et spécialement un chancre induré, lors même qu'elle a été communiquée par le produit d'un accident secondaire (1).

Voici comment et dans quelques circonstances j'ai été conduit à découvrir ce nouveau principe, actuellement reconnu et accepté comme vrai par la plupart des syphilographes, et qui même semble à quelques-

(1) Extrait des procès-verbaux imprimés de la Société (Paris, 1856), p. 21, séance du 13 février. J'énonçais alors ce principe contrairement à l'opinion de notre savant confrère M. Auzias-Turenne, qui soutenait à cette époque, comme il soutient encore aujourd'hui, que la syphilis constitutionnelle peut se déclarer d'emblée ou à la suite d'une blennorrhagie, et que l'accident initial résultant de la contagion des lésions syphilitiques secondaires est, lorsqu'il se produit, tout à fait distinct du vrai chancre, c'est-à-dire du chancre primitif et infectant.

uns d'entre eux tellement naturel, tellement conforme
aux lois ordinaires de la pathologie générale des maladies virulentes, qu'ils s'imagineraient volontiers et de
bonne foi, je suppose, l'avoir eux-mêmes inventé.

Au commencement de ma pratique et de mon enseignement sur les maladies vénériennes, j'avais dû,
faute d'une expérience personnelle suffisante, accepter
complétement les idées de l'ancienne école du Midi
touchant la non-contagion des symptômes syphilitiques
secondaires. Durant les deux ou trois premières années, voyant toujours, comme je le vois encore aujourd'hui, la vérole débuter par un chancre, et croyant,
dans mon esprit prévenu, qu'un chancre ne pouvait
être produit que par un accident semblable, je m'af-
fermissais de plus en plus dans ma conviction, lorsqu'un fait sur lequel je ne pouvais me faire aucune
illusion vint enfin me dévoiler la vérité, et me montrer
la loi suivant laquelle se développe et se transmet la
syphilis.

Une femme que je traitais depuis plus d'un an
pour divers accidents de vérole constitutionnelle était
venue, en juin 1854, me consulter pour une nouvelle
éruption de plaques muqueuses à la vulve. Cette
femme m'ayant alors demandé si elle pouvait se livrer
à son amant sans crainte de lui communiquer sa maladie, je lui avais répondu affirmativement, convaincu
que j'étais alors de la non-contagion des accidents
secondaires, et ayant acquis, par un examen des plus

attentifs et des plus minutieux, la certitude absolue qu'elle n'en avait pas d'autres. Or, quelques jours plus tard, *son amant avait un chancre induré*, lequel fut suivi, dans le délai ordinaire, des accidents de la syphilis constitutionnelle.

Ainsi, des *plaques muqueuses*, c'est-à-dire l'accident syphilitique constitutionnel par excellence, avaient produit un chancre infectant.

Ce fait, dont on pourra lire tous les détails dans mon *Mémoire sur la contagion de la syphilis secondaire*, mémoire publié dans le *Moniteur des hôpitaux* en décembre 1858, et que je crois nécessaire, pour les raisons que j'ai indiquées dans ma préface, de reproduire ici *in extenso* (voy. p. 37), ne pouvait, je le répète, ne laisser aucun doute sur sa haute signification. En y réfléchissant, je compris bientôt que si les accidents secondaires de la syphilis sont contagieux, — et cela ne m'était que trop cruellement prouvé, — ils ne devaient pas se transmettre dans leur forme, c'est-à-dire en tant qu'accidents secondaires, mais reproduire chez l'individu contaminé l'ensemble de la maladie avec le chancre primitif pour point de départ.

Pour arriver à cette conclusion, il suffisait, comme nous le verrons plus loin, de comparer la syphilis avec les autres maladies virulentes, qui toutes, sans exception, reproduisent chez l'individu contaminé la maladie tout entière, depuis les accidents prodromiques jusqu'au dernier symptôme propre à chacune d'elles.

Ainsi prévenu, je m'attachai alors à vérifier par de nouvelles observations ce fait si remarquable dont je ne possédais encore, il est vrai, qu'un seul exemple, mais que j'avais déjà, en vertu des considérations précédentes, généralisé dans mon esprit. Pour qui sait de quelles difficultés et de quels sujets de doute est entourée l'observation clinique en syphilographie, cette recherche ne paraîtra pas facile. Cependant, en confrontant, chaque fois que l'occasion s'en présentait, les malades infectés l'un par l'autre, je parvins, avec le temps, à réunir un nombre d'observations suffisant pour fixer ma conviction.

On trouvera plus loin, dans le Mémoire que je viens de rappeler, les observations sur lesquelles repose la première démonstration clinique qui ait été donnée de la loi de transmission de la syphilis secondaire. Je me bornerai à présenter ici quelques faits que j'ai plus récemment observés dans ma pratique. Je les ai choisis parmi ceux qui m'ont paru le plus concluants, et contre lesquels aucune objection sérieuse n'a été faite jusqu'à présent (1).

OBSERVATION Ire.

En février 1859, un jeune homme de trente ans se présente à ma consultation publique. Depuis quinze jours, il porte au

---

(1) Ces faits ont été publiés dans le *Moniteur des sciences médicales* en juin 1859, et dans la *Gazette des hôpitaux*, en juillet et août 186

niveau du frein un chancre induré (induration semi-lunaire),
avec la pléiade ganglionnaire caractéristique dans l'aine
droite. (Ce malade a eu depuis vérole constitutionnelle).

Le surlendemain, il nous amène la femme qu'il accuse de
lui avoir communiqué sa maladie, et avec laquelle il vit maritalement, jurant sur les cendres de sa mère (ce sont ses
propres expressions) qu'il n'en a pas vu d'autre depuis
un an.

Cette femme nous raconte qu'elle vivait, il y a dix-huit
mois, avec un individu qui fut affecté de chancres sur la
verge, de grosseurs dans les aines, et consécutivement de
taches sur tout le corps, avec mal de gorge. Elle-même a eu
à cette époque deux ou trois boutons aux parties, et des
glandes dans l'aine qui ont duré environ trois mois, puis des
taches sur le corps, du mal à la gorge et des grosseurs der-
rière le cou. Elle a pris alors des bains, de l'eau de goudron
et des pilules mercurielles. Elle se croyait complétement
guérie, quand elle a commencé ses relations avec notre
malade.

Il y a cinq ou six semaines, elle s'est aperçue qu'un bouton
lui revenait aux parties. Mais comme ce bouton ne lui faisait
aucunement mal et qu'elle n'avait pas eu de rapports avec
d'autre homme que son amant, elle ne s'en était pas inquié-
tée, et n'en avait pas prévenu ce dernier. J'examine ce bouton
devant mes élèves, parmi lesquels se trouvaient plusieurs
jeunes médecins, dont quelques-uns très instruits dans l'é-
tude clinique des maladies vénériennes. Nous reconnaissons
tous une plaque muqueuse parfaitement caractérisée, ayant
à peu près 2 centimètres de hauteur sur une longueur
moitié moindre, saillante de 3 millimètres environ, et
située en dedans et vers le tiers supérieur de la grande lèvre
droite. Nous trouvons encore sur le cuir chevelu quelques
croûtes brunâtres et un engorgement assez prononcé des
ganglions cervicaux. L'examen le plus attentif, fait avec le
spéculum, ne me fait découvrir sur les parties génitales

aucune autre lésion vénérienne. Les aines ne sont le siége d'aucune douleur ni d'aucune tuméfaction.

Ainsi, voilà une malade qui a contracté la vérole il y a dix-huit mois. Ses premiers accidents ont duré environ six mois. Elle reste en apparence guérie pendant près d'un an, puis survient à la vulve une plaque muqueuse, laquelle communique à l'amant de cette femme un *chancre* suivi de la syphilis constitutionnelle. Ce fait offre toutes les garanties d'observation désirables en pareille matière. Il a été vu publiquement par plus de cinquante élèves et jeunes médecins dont plusieurs fréquentaient ma clinique depuis très longtemps. Le lendemain et les jours suivants, j'ai fait venir les malades chez moi pour les interroger et les examiner plus à mon aise, et avec tout le soin, toutes les précautions les plus propres à satisfaire un désir ardent de connaître la vérité. J'ajouterai que la plaque muqueuse de ma malade a disparu en quinze jours et *sans laisser la moindre trace,* sous l'influence d'un traitement interne et d'une pommade au calomel.

OBSERVATION II.

M. X..., étudiant en droit, est affecté, en mars 1859, d'un chancre induré situé vers la partie moyenne et en arrière de la couronne du gland. Pléiade ganglionnaire caractéristique dans l'aine gauche.

Sa maîtresse (M. X... n'a pas vu d'autre femme depuis le mois de novembre précédent) a contracté la vérole il y a deux ans. Elle a eu divers accidents constitutionnels pour lesquels je l'ai traitée à plusieurs reprises. Elle porte actuellement deux plaques muqueuses placées en regard l'une de l'autre sur la face interne des grandes lèvres, et dont le dia-gnostic ne peut laisser le plus léger doute dans mon esprit, tant leurs caractères pathognomoniques sont nets et évidents. Rien dans les aines. Le voile du palais et les amygdales présentent des traces d'ulcérations anciennes et quelques plaques opalines de formation récente.

Douze jours de traitement ont suffi pour faire disparaître, *sans qu'il en restât aucune trace,* les deux plaques de la vulve. M. X... a été pris, dans les premiers jours de juin, d'une angine syphilitique.

OBSERVATION III.

Le 30 mai 1859, un étudiant en médecine vient me consulter pour un chancre induré, situé sur la face interne et du côté gauche du prépuce. Ce chancre, au dire du malade, date d'une dizaine de jours. Dans l'aine correspondante, je constate la présence de plusieurs tumeurs ganglionnaires, indolentes et assez volumineuses. Dans l'aine droite existe également un engorgement des ganglions, mais moins pro-noncé. Il s'agit bien évidemment d'un chancre infectant.

Mademoiselle X..., la seule femme que le malade ait vue depuis deux mois, est en pleine vérole constitutionnelle. Cette vérole a commencé il y a huit mois, époque à laquelle la malade est entrée à la Pitié pour se faire traiter. Mademoiselle X... porte actuellement à la vulve, sur la face interne de la grande lèvre droite, une plaque muqueuse de la largeur d'une pièce de vingt centimes, dont elle ne soupçonnait pas, nous dit-elle, l'existence, ce qui est possible. Aucune tuméfaction inguinale. Les amygdales sont parsemées de petites plaques opalines; sur le voile du palais, au-dessus de la

luette, existe une large ulcération superficielle rouge et légèrement douloureuse pendant la déglutition. Il y a quatre ou
cinq mois, la malade a eu sur le corps des taches qui ont
depuis complétement disparu.

Observation IV.

En novembre 1859, je traitais à mon dispensaire un individu portant aux lèvres plusieurs plaques muqueuses ulcérées, conséquence d'une infection constitutionnelle déjà
ancienne. Malgré mes recommandations, cet individu eut
alors des rapports avec une femme, et lui communiqua un
chancre induré à la base et au côté externe du mamelon
gauche, accompagné d'un engorgement *multiple et indolent*
des ganglions de l'aisselle du même côté.

La malade, que j'examinai à cette époque, n'avait absolument rien aux organes génitaux. Elle m'avoua que son amant
avait plusieurs fois renouvelé auprès d'elle *une habitude de sa
première enfance*, et que c'était ainsi qu'elle avait contracté
son mal. Elle a eu depuis la roséole, des ulcérations à la gorge
et des plaques de psoriasis palmaire, dont elle porte encore
actuellement les traces.

Observation V.

Un jeune homme vint me consulter au mois de janvier 1860
pour une petite ulcération dont il s'était aperçu quatre ou
cinq jours auparavant. Cette ulcération, située à la partie
supérieure et un peu en arrière de la couronne du gland, ne
présentait aucune induration ; mais il y avait dans l'aine
gauche une légère tension ganglionnaire qui d'abord m'in-
quiéta. A tout hasard je déposai sur l'ulcération, dont la surface était à peine égale en étendue à la section d'un grain de
chènevis, une goutte d'acide azotique monohydraté. Trois

jours après, l'eschare se détacha, laissant au-dessous d'elle une petite plaie que je fis panser avec de la charpie sèche, et et qui se cicatrisa complétement le surlendemain. Il y avait donc lieu d'espérer que tout était fini, et qu'il ne s'était agi que d'une érosion herpétique ou d'un chancre simple, actuellement détruit par le caustique.

Cependant mon malade revint quelques jours plus tard me faire constater une induration tout à fait caractéristique, qui s'était formée autour et au-dessous de la cicatrice. En même temps, la tension ganglionnaire de l'aine gauche avait augmenté. En présence de ces nouveaux symptômes, je n'hésitai pas à reconnaître, malgré le succès apparent de la cautérisation, que j'avais eu affaire non pas, comme je l'avais cru d'abord, à une érosion herpétique ou à un chancre simple, mais à un chancre infectant. Et, en effet, mon malade fut pris, au mois de mars suivant, de plaques muqueuses confluentes au palais et sur les amygdales, et plus tard d'une roséole papuleuse.

La femme qui avait infecté mon malade avait la vérole depuis environ un an, ce dont je m'assurai par les commémoratifs. Quand je la vis, elle avait sur le bras gauche deux pustules d'ecthyma, quelques papules squameuses et jaunâtres sur la poitrine, et deux petites plaques muqueuses légèrement ulcérées sur la face interne de la grande lèvre droite, au niveau de l'orifice vulvo-vaginal.

Cette dernière observation est remarquable à plusieurs titres.

Elle nous montre d'abord la production d'un chancre infectant comme conséquence de la contagion de symptômes secondaires. Elle prouve ensuite, conformément à ce qui est généralement admis, que l'induration est le résultat et non la cause de l'empoisonnement syphilitique. Enfin elle démontre, contrairement à l'opinion de quelques syphilographes modernes, la nécessité de cautériser le chancre à son début, aussi bien le chancre infectant que le chancre simple.

Il est vrai que la cautérisation, pratiquée dans ce cas trop tardivement, n'a pas préservé mon malade de l'infection constitutionnelle; mais elle a du moins détruit son chancre ; elle a tari en quelques jours une suppuration qui aurait pu durer plusieurs semaines, et devenir peut-être une source d'infection pour d'autres individus.

Les observations qui précèdent, dont je pourrais augmenter le nombre, si je ne craignais de fatiguer mes lecteurs par une trop longue répétition de faits analogues, confirment de la manière la plus nette et la plus saisissante la nouvelle loi de transmission de la syphilis constitutionnelle. Quelle objection pourrait-on leur faire ? Dira-t-on que j'ai pris pour des plaques muqueuses des chancres primitifs ? Vieil et triste argument, tout au plus digne d'être opposé à des faits rares, exceptionnels, mais qui perd toute sa valeur quand il s'agit de faits nombreux, presque journaliers, comme ceux dont il est ici question.

D'ailleurs, ces prétendus chancres ne pourraient être, dans l'espèce, que des chancres simples non infectants, des *chancroïdes*, les seuls qui puissent encore se développer sur un individu diathésé. Or, quel est le syphilographe tant soit peu exercé qui pourrait un instant confondre avec la plaque muqueuse cette variété de l'ulcère primitif?

Dira-t-on que nos malades se sont infectés par contagion médiate? Cet argument, qui suppose un concours de circonstances que le hasard peut produire sans doute, mais qui doit être pour le moins excessivement rare, et dont il n'existe pas un seul exemple clinique digne de foi (1), pouvait être bon quand il s'agissait de soutenir à tout prix, *per fas ac nefas*, un système aujourd'hui condamné et répudié par ceux mêmes qui le défendaient. Espérons qu'un tel argument, dans les circonstances actuelles, ne se produira plus, surtout contre les faits du genre de ceux que nous venons de relater. Avec cette manière arbitraire d'interpréter les observations, manière dont l'ancienne école du Midi a trop abusé, aucune science ne serait possible, ou du moins le progrès serait arrêté aussi longtemps que vivrait un homme ayant assez d'autorité pour faire prévaloir un pareil système.

Reste enfin l'argument fondé sur le manque de véracité de la part des malades. Celui-ci est plus sérieux; mais peut-être nous fera-t-on l'honneur de croire que, dans ces cas graves et litigieux, nous avons pris tous les soins, toutes les précautions possibles pour nous mettre à l'abri de cette cause d'erreur.

(1) Nous ne parlons pas ici des expériences de M. Cullerier, qui a, le premier, démontré la possibilité de ce fait.

II

FAITS ET ARGUMENTS TIRÉS DES AUTEURS ANCIENS :
J. HUNTER, G. G. BABINGTON, FABRE, BENJAMIN BELL,
BOSQUILLON.

Il résulte donc de mes propres observations :

1° Que l'accident secondaire connu sous les noms de *plaque muqueuse, papule muqueuse, tubercule plat*, est contagieux, fait sur lequel l'immense majorité des médecins est aujourd'hui d'accord ;

2° Que le produit de la plaque muqueuse engendre, au point inoculé, non pas une plaque muqueuse, mais un *chancre primitif*, c'est-à-dire une ulcération ou une érosion généralement indurée, donnant lieu à un engorgement caractéristique des ganglions correspondants, et suivie plus tard des symptômes ordinaires de la vérole constitutionnelle.

Il me reste maintenant à montrer que les observations cliniques faites et publiées par les auteurs les plus recommandables, antérieurs à notre époque, s'accordent parfaitement avec les miennes et conduisent aux mêmes conclusions.

En premier lieu, j'invoquerai le témoignage de J. Hunter, témoignage d'autant moins suspect que l'illustre chirurgien anglais avait le premier mis en doute la transmissibilité des accidents secondaires de la syphilis entre les adultes, et niait formellement cette transmissibilité du nourrisson à la nourrice.

Dans la septième partie de son *Traité de la syphilis*, chapitre Ier, intitulé : *Des maladies qui ressemblent à la syphilis constitutionnelle et qui ont été confondues avec elle*, nous trouvons l'observation suivante :

« Une dame accoucha le 30 septembre 1776. L'enfant était faible, et la quantité de lait que renfermaient les seins de la mère étant très abondante, on jugea à props de faire teter cette dame par un enfant du voisinage, afin d'entretenir les seins dans une condition convenable. Il est à remarquer que cette dame donna le sein droit à son enfant, et le sein gauche à l'enfant étranger.

» Au bout de six semaines environ, le mamelon du sein gauche commença à s'enflammer, et les glandes de l'aisselle se tuméfièrent. Quelques jours après, il se forma autour du mamelon plusieurs petits ulcères qui, s'étendant rapidement, communiquèrent bientôt ensemble, et n'en formèrent plus qu'un ; à la fin, la totalité du mamelon fut détruite.

» La tumeur de l'aisselle se dissipa, et l'ulcère de la mamelle se cicatrisa dans l'espace d'environ trois mois, à partir de son début.

» Vers cette époque, l'enfant étranger avait la respiration courte ; il avait des aphthes dans la bouche, et il mourut de consomption, présentant plusieurs ulcères en diverses parties du corps. La malade se plaignit, dans le même temps, de douleurs lancinantes qui se faisaient sentir dans plusieurs régions, et auxquelles succéda, sur les bras, sur les jambes et sur les cuisses, une éruption de plaques dont plusieurs devinrent des ulcères.

» La malade fut alors soumise à un traitement mercuriel et à l'usage de la salsepareille en décoction. On essaya le mercure sous des formes diverses : à l'intérieur, en solution et en pilules ; à l'extérieur, sous forme d'onguent. On ne put en continuer l'emploi qu'un petit nombre de jours chaque fois, car il produisait toujours de la fièvre, de la diarrhée et des douleurs intestinales très vives. La malade resta dans ces conditions jusqu'au 16 mars 1779, époque à laquelle elle accoucha d'un autre enfant qui était dans un état morbide. Cet enfant fut confié aux soins d'une nourrice et vécut environ neuf semaines ; son épiderme se détachait dans plusieurs points, et une éruption squameuse couvrait tout son corps.

» Peu de temps après la mort de l'enfant, la nourrice accusa de la céphalalgie et de la douleur dans la gorge ; des ulcéra-tions se formèrent sur ses seins. Divers médicaments lui furent prescrits, mais elle se détermina à entrer dans un hôpital, où on la fit saliver, et dont elle fut renvoyée, au bout de quelques mois, sans être guérie. Les os du nez et du palais s'exfolièrent, et, quelques mois après, elle mourut dans un état de consomption.

» De tous les agents thérapeutiques qui furent employés par la dame elle-même, aucun n'eut d'aussi bons effets que les bains de mer. Vers le mois de mai, elle commença l'usage de la tisane de Lisbonne, qu'elle continua pendant environ un mois ; et les ulcères, pansés avec le laudanum, se cicatri-sèrent.

» En septembre 1780, elle fut délivrée d'un autre enfant, qui n'offrait aucune trace extérieure de maladie ; mais cet enfant paraissait mal portant, et il mourut avant la fin du mois.

. » Environ un an après cette époque, les ulcères s'ouvrirent de nouveau, et, malgré les pansements mercuriels et l'usage de divers médicaments à l'intérieur, ils persistèrent pendant une année ; mais ensuite ils se cicatrisèrent une dernière fois. »

Malgré l'autorité de Hunter, aucun syphilographe ne verra dans ce fait autre chose qu'un exemple des plus remarquables de transmission du nourrisson à la nourrice, non d'une maladie qui ressemble à la syphilis, mais de la syphilis elle-même, avec ses symptômes caractéristiques. De plus, la première partie de cette observation nous montre de quelle manière s'effectue la transmission. En effet, c'est au mamelon, c'est-à-dire à l'endroit directement contagionné par le nourrisson, que se produit l'accident initial de la maladie, lequel consiste en un ulcère avec engorgement des ganglions de l'aisselle correspondante. Or, quel nom donner à cet ulcère qui dure *trois mois*, détruit la totalité du mamelon, et après lequel surviennent les manifestations de la syphilis constitutionnelle? N'est-ce pas là évidemment un chancre primitif et infectant compliqué de phagédénisme?

Dans le même chapitre du livre de Hunter se trouve une autre observation du même genre, dans laquelle on voit une nourrice dont le lait datait de sept mois, et qui allaitait son propre enfant, prendre un nourrisson étranger âgé de trois semaines. Ce nourrisson présentait sur différentes parties du corps, particulièrement autour de l'anus et aux lèvres, des desquamations et des excoriations nombreuses; il mourut au bout de quinze jours.

Quelque temps après, un ulcère se forma sur le mamelon gauche de la nourrice, et cet ulcère fut suivi d'un bubon de l'aisselle, d'une éruption pustuleuse sur tout le corps et d'une ulcération profonde de l'amygdale. La malade fut soumise à un traitement mercuriel et parvint à se rétablir.

Si l'on ne savait, par de mémorables exemples, jusqu'à quel point une idée préconçue peut fausser le jugement, même le plus sain, il serait difficile de comprendre comment Hunter, homme d'une intelligence supérieure, a pu, en présence de tels faits, persister à nier la transmissibilité de la syphilis congénitale. Mais telle est sur ce point la préoccupation de son esprit, qu'il ne voit dans ces faits que « la meilleure preuve possible qu'il se forme *chaque jour* des *poisons nouveaux* qui ressemblent beaucoup sous plusieurs rapports, mais non sous tous, au poison vénérien... » Quels sont ces poisons nouveaux qui se forment chaque jour? Hunter ne le dit pas, et jusqu'à présent personne ne les a vus. Heureusement pour l'humanité, ils sont restés et resteront le produit stérile d'une trop féconde imagination.

Le commentateur de Hunter, G.-G. Babington, n'a pas, à cet égard, partagé l'erreur de son illustre maître. Dans une note dont il a fait suivre les observations que je viens de rapporter, il réfute victorieusement l'opinion de Hunter, et il trace un tableau fidèle de la syphilis des nouveau-nés où nous trouvons les lignes suivantes :

« Les personnes qui ont des rapports très intimes avec un enfant atteint de cette maladie peuvent recevoir de lui l'infection. Lorsqu'un tel enfant, ayant des ulcères dans l'intérieur de la bouche, suce le sein d'une femme saine, il arrive le plus souvent que *des ulcères se forment sur le mamelon...* Ces ulcères déterminent, en général, dans l'aisselle, un *engorgement glandulaire* qui toutefois *passe rarement à la suppuration*. Au bout de quelques semaines, il survient des affections morbides de la gorge, des éruptions ou des nodus qui ne diffèrent en rien des formes ordinaires de la syphilis constitutionnelle. »

Nous lisons dans le *Traité des maladies vénériennes* de Pierre Fabre (Paris, 1775), le passage suivant, qui n'est pas moins remarquable que celui qui précède : « La première partie qui est affectée chez la nourrice est le mamelon, parce que la bouche de l'enfant l'imprègne d'une salive infectée. Il survient donc à cette partie, d'abord une plaque douloureuse, et ensuite de petits boutons qui se changent en *ulcères* ou *chancres*. Très souvent les glandes des aisselles ou celles du cou se gonflent en même temps, etc. » (Page 15.)

Après Hunter, Babington et Fabre, je citerai Benjamin Bell, un des plus grands syphilographes de la fin du dernier siècle, et supérieur, sous plusieurs rapports, à Hunter lui-même. Dans son *Traité de la gonorrhée virulente et de la maladie vénérienne* (p. 603 et suiv.), Benjamin Bell s'étend longuement sur les caractères de la syphilis congénitale dont il a reconnu la nature contagieuse et la gravité particulière. Je crois utile de rapporter ici une des observations sur lesquelles il fonde son opinion. Cette observation, comme on va le voir, offre une analogie frappante avec les faits relatés par Hunter.

« Je fus appelé, il y a environ dix ans, pour examiner un enfant né depuis sept ou huit jours ; je le trouvai couvert d'une éruption qui me parut vénérienne, elle en avait toutes les apparences. J'appris que les parents n'avaient eu encore qu'un enfant, qui était né avec une semblable éruption, et qu'il en était mort. Je demandai, en conséquence, au père s'il n'avait aucun soupçon d'avoir été infecté de la syphilis ; il me répondit qu'il avait eu des chancres et un ulcère vénérien à la gorge, environ six mois avant son mariage, et qu'ayant pris autant de mercure qu'on l'avait jugé nécessaire, ces symptômes s'étaient dissipés pendant le traitement, et qu'aucun n'ayant reparu depuis trois ans qu'il était marié, il ne pouvait s'imaginer que son enfant fût attaqué de cette maladie, sa femme surtout n'en ayant eu aucun symptôme. Néanmoins je ne doutai pas que l'enfant ne fût infecté ; j'annonçai, en conséquence, qu'il fallait lui administrer le mercure sur-le-champ, ainsi qu'au père et à la mère, pour mettre à l'abri d'un pareil accident les enfants qu'ils pourraient avoir par la suite, et pour détruire entièrement le virus dont ils étaient infectés. Le père ne balança pas à se faire traiter ; mais il ne voulut jamais consentir que sa femme le fût, dans la crainte de lui donner des soupçons.

» Je fus obligé d'adopter cette mesure, tout imparfaite qu'elle était. L'enfant prit le calomel à petites doses, et le père subit, pendant six semaines, le traitement le plus complet, avec les frictions et les pilules mercurielles bleues. L'enfant guérit ; le père et la mère eurent depuis plusieurs enfants tous parfaitement sains. Une preuve malheureuse, mais très décisive, dissipa tous les doutes qu'on aurait pu avoir sur la nature de l'éruption. L'enfant dont il s'agit avait eu deux nourrices qui furent infectées. La première étant extrêmement tourmentée par des ulcères qui lui étaient venus sur le bout des seins, et par des douleurs qu'elle ressentait dans l'une des mamelles, fut obligée d'abandonner la famille de l'enfant. Quoique prévenue de sa situation et de la néces-

sité de ne prendre aucun nourrisson avant la fin du traitement mercuriel qu'elle avait commencé, elle eut la folie
d'allaiter son enfant, qu'elle avait donné à une autre nourrice; il fut aussi infecté au bout de quinze jours ou trois
semaines, et mourut peu après, sa faiblesse ayant rendu
inutiles tous les soins qu'on en prit. Les mamelons de la
seconde nourrice s'ulcérèrent, et bientôt il se manifesta un
ulcère vénérien dans la gorge, qui obligea de lui administrer
le mercure. » (*Loc. cit.*, p. 606.)

Nous citerons enfin le savant traducteur de Benjamin Bell, Bosquillon, comme s'étant particulièrement occupé du même sujet. Dans une longue note
qu'il a ajoutée au texte original, nous lisons ce qui suit :

« Si l'on donne un enfant infecté à une nourrice
saine, on voit bientôt le mamelon de cette malheureuse se gonfler et rougir. L'inflammation gagne
l'aréole qui environne ce mamelon; peu de jours
après, il s'élève de petites vésicules qui s'ouvrent et
se transforment en ulcères qui ont tous les caractères
d'un ulcère vénérien. Les glandes des aisselles s'en-
gorgent ; la maladie résiste longtemps au spécifique. »
(*Loc. cit.*, p. 620.)

Ces dernières lignes de Bosquillon, ainsi que celles
de G.-G. Babington et de Fabre, que j'ai rapportées
plus haut, m'ont vivement frappé. Elles expriment,
relativement à la transmission de la syphilis des nouveau-nés, le fait principal qui constitue l'esprit de ce
travail, c'est-à-dire *la production de chancres primitifs
par la contagion des symptômes secondaires de la syphilis*. Elles nous montrent, en effet, qu'un enfant

ayant des lésions secondaires à la bouche communique d'abord au mamelon de sa nourrice un ulcère
primitif, lequel produit un engorgement plastique des
ganglions de l'aisselle, et, quelques semaines plus tard,
les accidents généraux de la syphilis constitutionnelle.

Il résulte des observations et des citations qu'on
vient de lire, et dont nous pourrions au besoin augmenter le nombre (1), que les auteurs antérieurs à
notre époque avaient vivement éclairci la question qui
nous occupe, sans l'avoir toutefois résolue. Ils avaient
aperçu le fait de la transmission de la syphilis secondaire par un ulcère primitif ; mais ce fait était resté
dans leur esprit à l'état de lettre morte. Aucun d'eux
n'avait songé à le généraliser, à l'élever à la hauteur
d'une loi pathologique. Nos lecteurs nous sauront gré
néanmoins d'avoir remis sous leurs yeux cette lumière
longtemps obscurcie par de fausses doctrines, et qui
donne au principe que nous défendons la consécration
et l'autorité du témoignage historique.

(1) On trouve des observations analogues dans les ouvrages de Fernel,
de Guillaume Rondelet, d'Astruc, de Petit-Radel, et de presque tous les
médecins syphilographes des trois derniers siècles.

III

AUTEURS MODERNES : MM. ROLLET, GUYENOT, DIDAY, GABALDA, GALLIGO, ETC. — CONCLUSION.

Depuis la publication de mes travaux sur le mode de transmission des symptômes secondaires de la syphilis, plusieurs syphilographes se sont occupés du même sujet.

En première ligne, je citerai M. Rollet (de Lyon), chirurgien-major de l'Antiquaille. Dans un mémoire publié en février, mars et avril 1859, dans les *Archives générales de médecine*, mémoire très riche de faits et appuyé sur de solides arguments, ce théoricien distingué établit, conformément à ma doctrine, que l'accident initial qui résulte de la contagion de la syphilis secondaire est un chancre primitif et infectant. M. Rollet a particulièrement étudié cet accident sur le mamelon et à la bouche. Il cite vingt-cinq observations de syphilis secondaire transmise, soit du nourrisson à sa nourrice, soit entre des adultes, qui toutes prouvent, de la manière la plus péremptoire, que la lésion primitive qui en a été la conséquence était « un chancre, toujours un chancre, réunissant tous les caractères du chancre infectant commun ».

Bien que le mémoire de M. Rollet soit postérieur à mes travaux, il ne m'en coûte nullement de reconnaître que ce mémoire assure à son auteur une place fort honorable dans l'histoire de la découverte de la véritable loi de transmission des symptômes syphilitiques secondaires. Si M. Rollet n'a pas la priorité de l'invention, il a du moins le mérite incontestable d'avoir largement contribué, par lui-même et par ses amis, à répandre la nouvelle doctrine parmi les médecins, et à la faire accepter par le plus grand nombre des syphilographes.

Le travail de M. Rollet, exclusivement fondé sur l'observation clinique, a été heureusement complété par un élève des hôpitaux de Lyon, M. Guyenot. Ce jeune médecin a consacré sa thèse inaugurale (août 1859) à l'étude des expériences d'inoculation de la syphilis secondaire, successivement faites sur l'homme sain par Wallace, Waller, Vidal, Rinecker, et, en dernier lieu, par MM. Auzias-Turenne et Gibert. M. Guyenot a examiné l'une après l'autre, et sur les documents originaux, ces diverses expériences. Après avoir soumis chacune d'elles à une discussion savante et approfondie, il est arrivé à cette conclusion :

« 1° Que le résultat de l'inoculation d'un accident

secondaire à un sujet sain est un chancre infectant;

» 2° Que la forme chancreuse de la lésion produite par l'inoculation de la syphilis constitutionnelle reste la même, que la matière inoculée ait été puisée sur des plaques muqueuses, dans des pustules d'ecthyma, dans des pustules d'acné, dans des papules squameuses et des tubercules plats, ou enfin dans le sang même des sujets syphilitiques. »

Cette conclusion, qui donne à ma doctrine, déjà prouvée par l'observation clinique, la sanction expérimentale, est parfaitement juste et rigoureusement incontestable. Cela est si vrai, qu'à l'époque où l'ancienne école du Midi soutenait la non-transmission de la syphilis secondaire, elle repoussait invariablement toutes les expériences dont il est ici question, en prétendant que la matière inoculée avait dû être prise sur des accidents primitifs... Et la preuve, preuve certaine, disait-elle, c'est que le résultat des inoculations qu'on nous oppose a toujours été un chancre, rien qu'un chancre infectant!...

Après MM. Rollet et Guyenot, je puis encore citer, parmi les adhérents à la nouvelle doctrine, M. Diday (de Lyon). M. Diday, il est vrai, y met quelques restrictions, mais sur lesquelles nous ne sommes pas loin de nous entendre.

A Paris, je citerai M. Gabalda, auteur d'un excellent mémoire publié dans l'*Art médical* en juin 1859, où il prouve, par de fortes raisons et par deux observations cliniques qui ne laissent rien à désirer, que la lésion initiale résultant de la contagion syphilitique secondaire est un chancre.

Un médecin distingué de Milan, M. Galligo, a fait paraître dans la *Gazette hebdomadaire* (27 juillet et 10 août 1860) un travail fort remarquable sur divers points de syphilographie, parmi lesquels se trouve largement traitée la question de la contagion syphilitique secondaire. Ce courageux médecin a voulu étudier sur lui-même la loi que j'ai fait connaître, et n'a que trop bien réussi à en établir la vérité. Voici en quels termes, d'une simplicité vraiment héroïque, il rend compte de cette expérience :

« Au moment où M. Gibert instituait des expé-
» riences à l'Académie de médecine de Paris, je vou-
» lus inoculer sur moi-même le pus des plaques mu-
» queuses qui se trouvaient à la lèvre inférieure et aux
» angles de la bouche d'un de mes clients affecté de
» phénomènes consécutifs. En effet, ayant recueilli
» une partie du pus extrait des plaques muqueuses ci-
» dessus indiquées, j'opérai trois piqûres : une sur la
» partie moyenne de la région dorsale de mon avant-
» bras droit, et deux sur la région dorsale et supérieure,
» près de l'articulation carpo-métacarpienne de la main
» droite. Seize jours s'écoulèrent sans que rien parût ;
» mais au dix-septième jour et aux suivants, si rien ne se
» déclara à la partie inoculée de la région dorsale de
» l'avant-bras, il n'en fut pas de même de la région
» dorsale de la main, sur laquelle se développèrent deux
» pustules qui ne tardèrent pas à prendre le caractère de

» deux *chancres indurés* bien distincts et cupuliformes,
» ainsi que ceux qui ont été décrits par M. Langlebert.

» Je me soumis alors à un traitement par le proto-
» iodure de mercure, et je couvris avec du calomélas
» les deux chancres, qui au bout de trente-trois jours
» furent guéris, non pas sans laisser une induration de
» la peau qui aujourd'hui, 11 janvier 1860, tout en
» n'étant plus indurée, a cependant toujours conservé
» dans ces deux parties une couleur cuivreuse foncée. »

M. Galligo fait suivre ce récit d'une observation fort
intéressante, où l'on voit encore la syphilis secondaire
communiquer simultanément à deux personnes des
chancres primitifs et indurés.

« Je traitais, dit-il, deux jeunes gens atteints de phénomènes
consécutifs, représentés par des ulcérations à la gorge, par
des plaques muqueuses aux lèvres, et chez un de ceux-ci,
M. G.-B. L..., par une éruption ecthymateuse ; chez l'autre,
M. B..., par des plaques muqueuses, des ulcérations au
palais, et par une roséole syphilitique. Malgré les conseils
que je leur donnai de cesser leur rapport avec deux femmes
auxquelles ils étaient liés, ne croyant pas à la transmission
des phénomènes secondaires, ils continuèrent leurs rapports
avec leurs maîtresses, qui ne tardèrent pas à être affectées de
chancres indurés très étendus et cupuliformes aux lèvres,
suivis des phénomènes consécutifs les plus graves et les plus
caractéristiques. En effet, la maîtresse de M. G.-B. L..., chez
laquelle le chancre induré, d'un caractère infectant, occupait
le bord libre et latéral gauche de la muqueuse labiale inférieure, et s'étendait jusqu'à la partie interne de la muqueuse
même, fut atteinte d'un engorgement pluriglandulaire avec
induration très forte à la région sous-maxillaire, ensuite de
phénomènes consécutifs chancreux à la région pharyngienne

et d'un fort engorgement des glandes cervicales postérieures, d'une roséole à la région du thorax, et enfin d'un psoriasis à la paume des mains et à la plante des pieds.

» Malgré les dires de cette fille pour me prouver qu'elle n'avait jamais été atteinte d'aucune affection vénérienne, je voulus faire un examen rigoureux, afin de constater si présentement elle portait des traces d'affections primitives ou des cicatrices qui pussent démontrer leur existence antérieure; mais je ne pus arriver à en découvrir aucune. J'en fis autant à l'égard de la maîtresse de M. B... (mais sans aucun résultat), chez laquelle le chancre infectant était revêtu des mêmes caractères que celui ci-dessus indiqué, si ce n'est qu'il occupait la partie latérale gauche et un peu médiane de la lèvre supérieure. Il y avait aussi des engorgements pluriglandulaires à la région sous-maxillaire de droite et de gauche, visiblement indurés. Les phénomènes consécutifs étaient analogues à ceux de l'autre cas, mais sans qu'il y eût d'ecthyma. Je prescrivis un traitement général de protoiodure de mercure, qui amena la complète guérison de la première malade, et une sensible amélioration de la seconde. » (*Gazette hebdomadaire*, 10 août 1860, p. 520.)

Un travail récemment publié sur le sujet qui nous occupe nous fait pressentir une adhésion à la nouvelle doctrine, dont celle-ci aurait justement le droit d'être fière. Cette adhésion serait celle de l'ancien chef de l'école du Midi, de M. Ricord lui-même.

Un des élèves distingués de cette école, — jeune médecin aussi modeste que savant, qui a pris pour tâche de reproduire exclusivement les idées de son maître, et qui jusqu'à présent s'est acquitté de cette tâche difficile avec une fidélité et un talent dont nous ne saurions trop le louer, — vient de mettre au jour une brochure intitulée : *De la contagion syphilitique*, dans laquelle il adopte complétement mes idées touchant le mode de transmission des symptômes secondaires de la syphilis. Après avoir cité plusieurs faits nouveaux et produit quelques considérations théoriques un peu moins neuves, il est vrai, l'auteur, nous pourrions dire M. Ricord, conclut :

1° *Que les accidents secondaires à forme suppurative sont contagieux ;*

2° *Que le produit de leur contagion est un chancre induré.*

Malheureusement l'auteur a beaucoup trop négligé la partie historique de son sujet. Il ne cite aucun nom propre ; il se borne à dire que ce résultat est nouveau, « que ce n'est que *tout récemment* qu'il a été annoncé..... » Cette lacune, dans un travail d'ailleurs très complet et soigneusement rédigé, est sans aucun doute le fait d'un oubli involontaire ; mais elle n'en est pas moins regrettable, sinon pour nous, du moins pour l'auteur, chez qui elle pourrait peut-être faire supposer des sentiments peu dignes de son mérite.

Il me reste, pour terminer cet aperçu des travaux contemporains sur la loi de transmission de la syphilis secondaire, à dire quelques mots d'une thèse présentée et soutenue le 30 août dernier par un élève de M. Rollet, jeune homme fort instruit, mais ne possédant pas suffisamment le calme et le sang-froid nécessaires à toute discussion scientifique. Cette thèse, en faveur de laquelle on a vivement sollicité l'attention publique, a pour titre : *Recherches sur le chancre primitif et les accidents consécutifs produits par la contagion de la syphilis secondaire.*

Il paraît que les mots *ma loi, ma doctrine,* que j'ai cru devoir employer, parce que c'est mon droit, dans un article que j'ai publié l'année dernière dans la *Gazette des hôpitaux,* ont excité contre moi l'indignation de notre jeune et irritable confrère, qui prétend, sans doute d'après ce qu'il a entendu dire dans les salles de l'Antiquaille, que M. Rollet, son maître, est l'inventeur de cette loi. Libre à lui d'avoir cette opinion; mais il aurait au moins fallu la prouver. Or, à défaut de preuves ou même de raisons spécieuses, il nous adresse tout simplement des injures... C'est ainsi qu'entre autres qualifications de haute convenance, il nous donne celle de *législateur du lendemain.*

Laissons les injures pour ce qu'elles valent, et examinons froidement :

En février 1856, je formule, ainsi qu'on l'a vu plus haut, devant la Société médicale du Panthéon, ce principe que *l'accident initial produit par la contagion des symptômes secondaires de la syphilis est constamment un chancre.*

A partir de cette époque, et même depuis le commencement de l'année 1855, je n'ai cessé d'enseigner cette doctrine dans mes cours publics et à ma clinique.

En décembre 1858, je publie dans le *Moniteur des hôpitaux* un mémoire sur la transmission de la syphilis constitutionnelle, où je rapporte trois observations détaillées, — les premières de ce genre qui aient été produites, — pour montrer le chancre primitif et induré résultant de la contagion de lésions syphilitiques secondaires.

Ainsi, en 1856, j'énonce la loi générale suivant laquelle se transmet la syphilis secondaire; de 1855 à 1858, je l'enseigne publiquement; en 1858, j'en donne la démonstration clinique.

Or, le mémoire de M. Rollet sur le même sujet, publié dans les *Archives générales de médecine*, et sur lequel ce médecin fait appuyer ses singulières prétentions, *ne date que de février 1859*!

Il est donc évident, pour tout autre qu'un élève des hôpitaux de Lyon, que le *législateur du lendemain*, si législateur il y a, est M. Rollet..... Peut-être serait-ce ici le cas de renvoyer à notre confrère de l'Antiquaille cette qualification, maladroitement lancée contre nous par son trop fougueux ami. Mais je n'en ferai rien, voulant, par respect pour la science, écarter de ce débat toute expression inconvenante et de mauvais goût. En bon confrère, je conseillerai cependant à M. Rollet de choisir, pour l'année prochaine, un avocat plus calme et surtout plus habile.

Ce court exposé bibliographique suffit pour faire voir que la nouvelle doctrine a déjà pour elle l'assentiment des principaux médecins syphilographes. Il me reste à démontrer qu'elle est rigoureusement conforme aux principes généraux de la pathologie des maladies virulentes.

Je conviens qu'au premier abord cette transmission d'un accident secondaire sous la forme de chancre primitif paraît peu vraisemblable. Pour tous ceux qui, comme nous, ont été élevés dans cette idée, soutenue pendant vingt-cinq ans par l'ancienne école du Midi, que le chancre seul produit le chancre, il semble étrange et paradoxal que cet accident puisse dériver d'un symptôme secondaire.... Cependant, en y réfléchissant un peu, on ne tarde pas à comprendre que ce résultat est en réalité le seul possible, le seul que la logique la plus rigoureuse puisse admettre, même en dehors de toute démonstration clinique ou expérimentale.

En effet, si les lésions secondaires de la syphilis sont contagieuses, c'est évidemment parce qu'elles recèlent le virus vénérien.

Or, ce virus, quelle que soit la source, primitive ou secondaire, où on l'a puisé, est un, et toujours, quant à sa nature, identique avec lui-même;

Donc, il doit, transporté sur un individu sain, reproduire la série complète des accidents propres à la syphilis, c'est-à-dire la maladie tout entière, en commençant par le chancre, qui en est le symptôme initial invariable et nécessaire.

Il serait, je le répète, difficile de comprendre qu'il en fût autrement, quand même il ne serait pas prouvé par l'expérience que jamais la syphilis ne se montre d'emblée sous ses formes constitutionnelles. Car tout, dans la nature vivante, est soumis à une évolution constante et régulière. La graine que nous semons ne nous donne pas immédiatement la fleur, au fond de laquelle elle a mûri. La variole, la scarlatine, la rougeole, en un mot toutes les maladies spécifiques et contagieuses débutent toujours par leurs symptômes initiaux ou prodromiques, quelle que soit la période plus ou moins avancée de la maladie qui en a transmis le germe. De même la syphilis, quel que soit l'âge ou la forme des symptômes qui l'ont communiquée, doit commencer et commence par le chancre.

Supposons la syphilis, pouvant commencer indistinctement par telle ou telle de ses formes constitutionnelles, tantôt par des plaques muqueuses, tantôt par l'ecthyma, l'acné, l'impétigo, le rupia, etc. Alors, au lieu d'une vérole, nous en avons cinquante... La confusion et le chaos règnent dans cette maladie, qui, de toutes celles qui affligent l'espèce humaine, présente au plus haut degré cette constance et cette régularité de développement qui nous permettent non-seulement de prédire la succession de ses divers symptômes, mais encore de reconnaître l'âge de chacun d'eux.

A l'époque où la lutte était ouverte sur la question de la contagion ou de la non-contagion de la syphilis secondaire, le principal argument, invoqué par les non-contagionistes, était précisément ce début constant de la syphilis par un chancre.

Avez-vous jamais vu, disaient-ils, la vérole débuter par des plaques muqueuses, par des pustules d'ecthyma,

des bulles de rupia, des tubercules ulcérés, ou par
tout autre de ces accidents secondaires? Non... Eh
bien! n'est-ce pas là la preuve, la preuve certaine que
ces accidents ne sont pas contagieux?....

A cet argument les contagionistes ne savaient que
répondre, car ils ignoraient la loi suivant laquelle se
transmet la syphilis secondaire. S'ils avaient connu
cette loi, il est probable que la lutte aurait cessé plus
tôt, et que la paix se serait faite alors entre les deux
camps, comme elle l'est aujourd'hui, au grand profit
de la science et de l'humanité.

DE LA CONTAGION

DES ACCIDENTS SECONDAIRES DE LA SYPHILIS.

Mémoire publié en décembre 1858 dans le Moniteur des hôpitaux (1).

Experimentum fallax.

Les accidents syphilitiques constitutionnels sont-ils contagieux ?

Telle est la question actuellement soumise au jugement de l'Académie de médecine. Question grosse d'orages, comme on l'a dit avec raison, mais aussi d'une importance capitale, et sur laquelle il est urgent que les médecins, les administrateurs et les magistrats soient enfin fixés, puisqu'elle intéresse, non moins que la science elle-même, l'hygiène publique et l'hygiène privée, la pratique médicale dans un de ses points les

(1) Nous reproduisons ici ce mémoire, parce qu'il renferme les premières observations qui ont paru dans la science pour indiquer d'une manière nette, c'est-à-dire *par son nom*, le chancre résultant de la contagion de lésions syphilitiques secondaires. Ces observations, avec les considérations générales dont nous les avons fait suivre, constituent la *première démonstration clinique* qui ait été donnée de la loi de transmission de la syphilis constitutionnelle, et nous assurent, par conséquent, la priorité de la découverte de cette loi, — fait que M. Rollet et ses amis ont négligé de faire connaître dans leurs brochures.

plus délicats, la médecine légale dans une de ses applications les plus fréquentes.

Depuis l'invasion de la syphilis en Europe jusque vers la fin du dernier siècle, aucun médecin n'avait mis en doute le pouvoir contagieux des accidents syphilitiques constitutionnels. Tous les syphilographes sans exception avaient admis que ces accidents pouvaient se transmettre, soit par les rapports sexuels, soit par l'allaitement. J. Hunter est le premier qui osa prétendre que la matière fournie par les symptômes secondaires de la vérole était différente, quant à sa nature et à ses propriétés, de celle que sécrète l'accident primitif, le chancre (1). Se fondant sur quelques observations et expériences fort peu nombreuses, il nia formellement la transmission de la syphilis du nourrisson à sa nourrice, et sans s'expliquer d'une manière précise sur la transmission de la maladie entre les adultes; il soutint que le pus des accidents constitutionnels devait être dépourvu de toute virulence, et privé, par conséquent, de la faculté de s'inoculer.

(1) Quand le pus a affecté la constitution, il produit consécutivement, dans les diverses parties du corps, plusieurs effets locaux qui consistent en une espèce d'inflammation, ou au moins dans un accroissement d'action qui donne lieu à une suppuration *sui generis*. On suppose que le pus qui est produit par ces inflammations, semblable à celui qui provient de la gonorrhée ou du chancre, est également virulent et syphilitique. Je crois que cette opinion n'a jamais été repoussée... Mais il existe plusieurs raisons puissantes pour croire que ce pus n'est point vénérien. (J. Hunter, *Traité de la syphilis*, traduit de l'anglais par le docteur G. Richelot, p. 522.)

L'idée de Hunter eut d'abord peu de succès en France, où elle passa pour ainsi dire inaperçue, jusqu'à l'époque où M. Ricord entreprit ses travaux sur la maladie vénérienne.

M. Ricord, suivant la méthode de Descartes, commença par élever sur tous les points de la syphilologie « des doutes sages et philosophiques » qui, s'il faut en croire certains passages de son dernier livre, ne seraient point encore dissipés. En conséquence, il douta de l'opinion de Hunter et la soumit au contrôle de l'inoculation, arme infaillible et redoutable qui bientôt, disait-il, en un langage infiniment flatteur pour l'amour-propre de ses contemporains, allait venger la science « de l'erreur des uns, de l'ignorance des autres, et de la mauvaise foi du plus grand nombre (1). » — La lancette sembla donner raison au syphilographe anglais ; et, sans autre examen, la non-transmission des accidents syphilitiques constitutionnels, que condamnait l'observation de trois siècles, que condamne encore l'observation de chaque jour, fut inscrite comme loi fondamentale au nouveau code de la syphilis.

Cependant peu de médecins voulurent se soumettre à la loi nouvelle. L'immense majorité protesta, au nom de l'observation clinique, contre les résultats de l'expérimentation obtenus à l'hôpital du Midi. Des discussions animées s'engagèrent et se renouvelèrent plusieurs fois dans la presse, dans l'Académie et dans une

______

(1) *Traité de l'inoculation*, Paris, 1838. Préface, p. 2.

foule d'autres sociétés savantes, où M. Ricord rencontra de nombreux et puissants adversaires, en tête desquels nous citerons MM. Velpeau, Gibert, Gerdy, Roux, Cazenave, H. de Castelnau, Lagneau, Vidal (de Cassis). La doctrine de Hunter ne triompha réellement que dans les salles de M. Ricord. C'est là seulement qu'à l'abri de toute contradiction, elle obtint un véritable succès, et put compter de chauds partisans parmi les élèves en médecine, et les jeunes médecins qu'attirait chaque année la parole joyeuse et spirituelle du maître.

Nous n'avons ni le temps ni le désir d'examiner ici les expériences et les divers arguments tant de fois invoqués pour ou contre la grave question qui nous occupe. Notre but, en écrivant ces lignes, est seulement de fournir quelques considérations et observations cliniques comme preuves du pouvoir contagieux des accidents généraux de la syphilis. Cependant nous ne pouvons passer sous silence une remarque que nous a suggérée la lecture du *Traité de l'inoculation*, remarque d'ailleurs fort simple, que beaucoup de lecteurs auront dû faire comme nous, sans doute, mais qui n'en est pas moins propre à exciter l'étonnement, en même temps qu'à démontrer le peu de valeur des inoculations expérimentales.

Pour distinguer les accidents primitifs des accidents secondaires de la vérole, et pour juger des prétendues différences que Hunter avait signalées dans les qualités respectives du pus fourni par ces deux ordres d'accidents, M. Ricord institua deux séries d'expé-

riences qu'il poursuivit avec la plus active persévérance, depuis l'année 1831 jusqu'en 1837. Toutes ces
expériences furent faites *sur les malades eux-mêmes*,
M. Ricord, disons-le à sa louange, n'ayant jamais
voulu sacrifier aux intérêts de la science les intérêts
plus sacrés de l'humanité et ses devoirs de médecin.

Mais ici-bas la vertu n'est pas toujours récompensée.
Cette manière prudente, mais peu philosophique,
d'expérimenter, devait être précisément la source des
erreurs dans lesquelles est tombée l'ancienne école
du Midi, erreurs aujourd'hui reconnues et en partie
avouées par son chef. C'est elle encore qui devait
donner raison à ces paroles prophétiques que M. Velpeau faisait entendre à l'Académie de médecine, le
12 octobre 1852 : « Voulez-vous que je vous le dise ?
l'inoculation sera pour vous une invention malheureuse. Elle a déjà tourné mal pour votre doctrine, et
elle s'apprête encore à vous rendre de mauvais ser-
vices. » Poursuivons.

Dans une première série d'expériences, nous trouvons 1049 inoculations d'accidents primitifs, c'est-à-
dire de chancres à la période ulcérative ou de progrès.
(*Traité de l'inoculation*, p. 525 et 526.)

Dans la deuxième série sont comprises 399 inoculations d'accidents secondaires, plaques et tubercules
muqueux, pustules d'ecthyma, ulcères des lèvres, de
la gorge, des fosses nasales, etc. (*Ibid.*, p. 527.)

Appuyé sur ces expériences nombreuses, M. Ricord
crut pouvoir établir les deux principes suivants, qu'il
érigea en lois et dont il forma la base de son système :

1° Le pus du chancre est FATALEMENT *inoculable et reproduit le chancre. Seul, entre tous les accidents de la vérole, le chancre est contagieux.*

2° Le pus des accidents secondaires n'est jamais inoculable. Ces accidents ne sont pas contagieux.

Or, il est aujourd'hui démontré, et M. Ricord en convient lui-même (1), que le pus de l'accident primitif par excellence, le pus du chancre infectant n'est pas plus inoculable *sur le malade lui-même,* que ne l'est le pus des accidents secondaires!... Exceptionnellement, il est vrai, le chancre infectant s'inocule sur l'individu qui le porte, et produit le chancre simple ou chancroïde de M. Maratray ; mais exceptionnellement aussi, comme le prouvent plusieurs expériences incontestables, s'inoculent les accidents secondaires sur les malades syphilitiques.

L'égalité la plus parfaite existe donc entre le pus de l'accident primitif et le pus des accidents secondaires, inoculés sur le malade lui-même. Ce qui est vrai pour l'un l'est aussi pour l'autre ; les résultats donnés par l'expérimentation ou par l'observation clinique sont identiques dans les deux cas.

En présence de ce fait nouveau, on se demande, non sans étonnement, comment M. Ricord, qui n'inoculait que les malades eux-mêmes, a pu tirer de ses

(1) C'est un fait d'observation que, dans la majorité des cas, les inoculations faites avec le pus du chancre infectant sur les malades vérolés, ne donnent lieu à aucun résultat. (*Leçons sur le chancre,* p. 66.)

expériences les deux principes opposés que nous venons de rappeler ; comment il a pu en induire, comme conséquence, l'inoculabilité fatale du chancre primitif, et la non-inoculabilité des accidents secondaires ou généraux de syphilis ; comment, en un mot, de la même donnée expérimentale, il a pu conclure blanc et noir, affirmation et négation ! C'est que M. Ricord, malgré ses doutes sages et philosophiques, n'observait alors qu'à travers le prisme éblouissant d'une idée préconçue.

Que penser maintenant de ce passage que nous trouvons dans la XIe lettre sur la syphilis : « Il n'y a pas ici, comme pour la variole et le vaccin, de *réfractaire* à l'accident primitif ; pas de privilége d'idiosyncrasie ; l'égalité la plus parfaite existe en présence d'une pointe de lancette chargée de matière virulente... » Et plus loin : « *Toujours* l'inoculation faite avec le pus provenant de l'accident primitif, avec le pus du chancre, a produit des résultats identiques, que l'expérimentation ait eu pour sujet *le malade qui avait fourni le pus*, ou bien que le pus, ainsi que l'ont fait quelques expérimentateurs, ait été inoculé d'un individu malade à un individu sain. »

Sur 1049 inoculations de chancres primitifs, la lancette de M. Ricord n'a-t-elle donc invariablement rencontré que des chancres simples, des chancroïdes, les seuls qui s'inoculent à peu près fatalement sur les individus qui les portent ?

Qu'est devenu aujourd'hui ce procédé si vanté et tant de fois proclamé comme *absolu, univoque, irré-*

fragable (l'inoculation sur le malade lui-même), soit pour établir le diagnostic différentiel entre l'accident primitif et les accidents secondaires, soit pour distinguer la blennorrhagie simple de la blennorrhagie infectante, conséquence d'un chancre uréthral? Dieu merci, tout cela ne s'inocule plus. La lancette inoculatrice, désormais impuissante, est rentrée dans son étui. Qu'elle y reste, pour le repos et le plus grand bien des pauvres malades! Qu'on la conserve, si l'on veut, comme la relique d'une erreur fameuse, avec cette étiquette : *Experimentum fallax*.

Triste exemple du danger des systèmes ! M. Ricord avait établi en principe que tous les hommes sont égaux devant le chancre. Il n'y avait pas, disait-il, comme pour la variole et pour le vaccin, de réfractaires à l'accident primitif... Et quand l'expérimentation venait donner un démenti à son principe, quand l'inoculation du chancre, pratiquée sur un sujet diathésé, restait négative, son esprit, subjugué par l'idée préconçue, refusait de voir ce que la nature lui montrait. Au lieu d'accepter simplement le fait avec sa conséquence logique, il cherchait à l'interpréter dans le sens de son idée. Et d'une erreur, il tombait ainsi dans une autre, alors qu'il affirmait que si le chancre ne s'était point inoculé, c'est qu'il était à la période de réparation ou en voie de transformation secondaire.

Mais si l'inoculation faite sur le malade lui-même ne peut pas servir à distinguer l'accident primitif de l'accident secondaire, en est-il autrement de l'inoculation pratiquée sur l'homme sain? Pas davantage. Sur l'homme sain, le chancre s'inocule, le pus de l'accident secondaire s'inocule également. Qu'on relise, pour s'en convaincre, les expériences célèbres de Wallace, de Weller, de Vidal, de Lindmann. En vain a-t-on essayé, par de fausses et subtiles interprétations, de jeter le doute sur la valeur de ces faits. Pour tout homme non imbu de préjugés systématiques, ils demeurent comme autant de preuves certaines et |plus que suffisantes du pouvoir contagieux des accidents généraux de la syphilis. Nous disons plus que suffisantes; nous pourrions ajouter superflues. Qu'était-il besoin, en effet, de ces dangereuses et coupables expériences (1), en présence de l'observation clinique qui chaque jour vient d'elle-même nous offrir de nouveaux exemples de transmission par contagion de la vérole constitutionnelle?

Si quelque chose peut servir d'excuse aux médecins qui ont osé entreprendre de telles expériences, c'est qu'on leur a, pour ainsi dire, forcé la main. Partie d'une expérimentation trompeuse, l'ancienne école du Midi était arrivée, ce devait être, à un principe faux. Ce principe, elle le défendait à la pointe de sa lancette; il fallait l'attaquer avec la même arme. D'ailleurs, on ne tenait alors aucun compte de l'observation

(1) Nous devons excepter de ce blâme M. Lindmann, qui a inoculé sur lui-même le pus d'un accident secondaire pris sur l'amygdale d'un de ses amis.

clinique. L'expérimentation seule était en honneur,
seule elle était en puissance de la vérité ; c'était le
dernier mot, l'*ultima ratio* de la science. Aussi avec
quel dédain superbe et quel joyeux sans-façon on
accueillait les faits cliniques qui, de temps à autre,
venaient protester contre le système ! Un nourrisson
avait-il infecté sa nourrice, allez, disait-on, dans la
caserne voisine ; vous y trouverez sous le prépuce
d'un voltigeur ou d'un hussard la source du mal dont
se plaint cette femme ; ou bien, à défaut de caserne,
c'était tantôt un rabbin péritomiste, tantôt un commis
de magasin bonne d'enfants qui avait communiqué
un chancre primitif au nourrisson, que celui-ci avait
directement transmis à sa nourrice..... S'agissait-il
d'une syphilis constitutionnelle communiquée par un
adulte ? Autres suppositions : il y avait, au moment
de la contamination, un chancre actuellement trans-
formé *in situ*. Le plaignant ou la plaignante ne disait
pas la vérité, faisait erreur de personne ; c'était un
cas de contagion médiate entre la poire et le fro-
mage, etc., etc. Et si le fait était tel qu'aucune supposition de cette espèce ne pût lui être opposée, alors,
haro sur le baudet ! Le médecin s'était trompé ;
c'était un ignorant qui n'avait pas su reconnaître le
genre d'accident auquel il avait affaire. Or, le baudet
ce pouvait être ou M. Velpeau, ou M. Cazenave, ou
Vidal (de Cassis), ou quelque autre des praticiens de
cette trempe, très peu forts, comme chacun sait, sur
l'art du diagnostic.

Est-il besoin d'ajouter que toutes ces fins de non-recevoir, tous ces faux-fuyants que l'on opposait ainsi aux faits d'observation contraires au système hunté-rien, n'étaient autre chose que de facétieuses pétitions de principe, un *enlevage*, pour tout dire en un mot ? Il s'agit, par exemple, de démontrer que la terre tourne : on observe le mouvement diurne, le renfle-ment de l'équateur, l'aplatissement des pôles ; on fait osciller un pendule au-dessus d'un cercle horizontal, dont le limbe gradué se déplace peu à peu relative-ment au plan d'oscillation. — C'est possible, répond un partisan de l'immobilité, mais vos observations et votre expérience ne valent rien. — Pourquoi ? — Parce que la terre ne tourne pas !... Cette façon cava-lière et assurément fort commode de raisonner n'est pas d'invention nouvelle. De tout temps, elle a été familière aux médecins et surtout aux syphilographes systématiques ; elle fleurit encore de nos jours parmi les néophytes du dualisme et du pseudo-dualisme. Ainsi, vous avez observé qu'un chancre mou a produit la vérole. —Votre observation ne vaut rien, vous dit un dualiste pur. —Pourquoi ? —Parce que le chancre qui infecte est toujours induré !... Vous avez vu un chancroïde se transmettre sous la forme d'un chancre infectant. — Cela n'est pas, vous objecte aussitôt un pseudo-dualiste. — Comment ? puisque je l'ai vu, de mes propres yeux vu. — Vu tant que vous voudrez ; je vous répète que cela n'est pas. — Et la raison ? — Parce que le chancroïde ne peut pas engendrer le chancre infectant ; ce que vous avez pris pour un chancroïde était une plaque muqueuse ! Tirez-vous de là... Mais tôt ou tard la vérité passe, qui d'un geste réduit au silence ces audacieux sophistes et renverse d'un souffle leurs édifices de carton.

Nous pourrions rapporter ici un assez bon nombre d'observations que nous avons recueillies dans notre pratique particulière, et qui démontrent péremptoirement la transmission par contagion de la syphilis constitutionnelle. Nous nous bornerons, à en citer trois, qui nous paraissent à l'abri de toute contestation. Puisse la première servir d'enseignement et d'exemple aux jeunes médecins qui seraient tentés de mettre en pratique les déductions rigoureuses du principe faux que nous combattons !

A l'époque où nous commençâmes notre enseignement clinique sur les maladies vénériennes, nous n'avions encore aucune expérience personnelle. Force nous fut donc de répéter d'abord ce qu'on nous avait appris ; d'exposer la science telle que nous l'avions puisée à l'hôpital du Midi. Nous avions pour garant la parole d'un maître célèbre ; et, plein de foi en cette parole, nous soutenions l'idée huntérienne, qui pour nous était un dogme, avec toute l'ardeur que nous donnait une entière conviction. Comme tant d'autres, peut-être, étions-nous alors plus royaliste que le roi. Hélas ! une amère déception nous attendait, qui bientôt allait nous faire expier cruellement notre culte pour l'idole. Voici le fait :

Observation Ire.

Vers le milieu de l'année 1853, une jeune femme vint me consulter pour une syphilis constitutionnelle, dont elle ne pouvait au juste préciser l'époque d'invasion, et dont le symptôme initial était complétement effacé. Elle avait des plaques opalines et des ulcérations légères sur les amygdales et au voile du palais, une roséole commençant à s'étendre sur le ventre et sur la poitrine, des papules croûteuses sur le cuir chevelu avec engorgement des ganglions cervicaux.

Un traitement d'environ six semaines fit à peu près disparaître ces premiers accidents.

Au mois de décembre suivant, je revis cette malade pour une plaque muqueuse située à la marge de l'anus, laquelle plaque disparut également avec assez de rapidité, sous l'influence de quelques pilules mercurielles, de lotions chlorurées et de la poudre de calomel. Se croyant guérie, la malade cessa tout traitement.

Six mois après, en juin 1854, elle revint me consulter, ayant, disait-elle, des boutons à la *matrice*.

Je trouvai, en effet, sur la face interne des grandes lèvres, trois plaques muqueuses, deux à gauche et une à droite, arrondies, saillantes de quelques millimètres au-dessus de la muqueuse environnante, et à peu près de la dimension d'une pièce de 50 centimes.

Ces plaques, très légèrement exulcérées, n'étaient presque point enflammées, et n'occasionnaient aucune douleur. Rien dans les régions inguinales. Pilules mercurielles, iodure de potassium, lotions chlorurées et poudre de calomel.

La malade se disposait à sortir de mon cabinet, lorsqu'elle me fit cette demande :

— Croyez-vous, monsieur, que je puisse actuellement communiquer ma maladie ?

— Votre question est très délicate; permettez-moi, avant d'y répondre, de vous examiner encore une fois.

Alors, avec toute l'attention que commandaient la circonstance et le sentiment de la grave responsabilité que ma réponse pouvait me faire encourir, j'explorai de nouveau, nonseulement tous les organes sexuels dans leurs plis et replis, mais encore l'anus, les lèvres, la gorge, en un mot, toutes les régions où je pouvais raisonnablement supposer la présence d'un accident primitif, le seul capable, selon l'opinion que j'avais à cette époque, de transmettre la vérole. Je ne trouvai rien, absolument rien que les trois plaques muqueuses que j'avais précédemment constatées.

— Vous ne pouvez, dis-je à ma cliente, après cet examen, donner la vérole à personne ; vos boutons, n'étant que des accidents secondaires, ne sont pas contagieux. Toutefois, je vous engage à prendre de grands soins de propreté, et à modérer autant que possible l'expression des sentiments que vous pourriez faire naître ; car la matière que sécrètent vos boutons étant naturellement très âcre, pourrait communiquer une blennorrhagie ou ce qu'on appelle vulgairement un échauffement. Mais quant à la vérole, il n'y a, je vous le répète, aucun danger. Mieux vaudrait cependant, pour vous, l'abstention complète de tous rapports sexuels pendant la durée de votre traitement.

Comme on le voit, je parlais alors le plus pur et le plus orthodoxe langage de l'ancienne école du Midi.

Trois semaines environ après cette consultation, entrait dans mon cabinet un jeune homme de vingt-cinq à vingt-six ans, blond et d'une taille assez élevée.

— Docteur, me dit-il en me saluant froidement, je ne viens point ici pour vous faire mes compliments.

— Que voulez-vous dire, monsieur ? je ne vous comprends pas...

Pour toute réponse, il me montre le feuillet interne de son

prépuce, sur lequel je constate une ulcération superficielle, assez large, rouge et fortement indurée. Dans les aines je constate également la pléiade ganglionnaire caractéristique.

— Monsieur, vous avez là un *chancre infectant*, qui certainement (mon devoir est de vous le dire, pour ne point vous laisser dans une sécurité trompeuse) sera suivi des accidents de la vérole constitutionnelle.

— Je le sais. M. Ricord, que j'ai consulté hier soir, me l'a dit. Voici son ordonnance. (Pilules de protoiodure, tisane de saponaire, sirop de Cuisinier, pommade au calomel.)

— Mais cela ne m'explique pas le sens de vos premières paroles.

— Le voici : cette vérole, c'est à vous que je la dois!...

— Vous plaisantez, sans doute?

— Je ne plaisante point. Vous rappelez-vous, docteur, une jeune femme d'environ vingt-deux ans, brune et d'assez forte constitution, qui est venue il y quelque temps vous consulter? Elle vous demanda si le mal dont elle était atteinte pouvait se communiquer. Sur votre réponse négative, elle céda, le soir même, à mes désirs, et m'accorda les tristes faveurs dont vous voyez le résultat.

— Mais vous avez vu d'autres femmes !

— Aucune, je vous le jure, depuis plus de trois mois, pendant lesquels je suis resté absent de Paris et·dans ma famille. D'ailleurs, je ne me permettrais pas, si j'avais le moindre doute sur la source de mon mal, de venir ainsi vous accuser.

Qu'on juge de mon étonnement et de ma confusion ! Pour sortir de cette situation embarrassante, je n'avais qu'un seul moyen : faire remonter à qui de droit la responsabilité de l'accident. Après un moment d'hésitation, je tirai de ma bibliothèque le *Traité de Hunter* et les *Lettres sur la syphilis*, que je présentai à mon malade, en lui disant :

— J'appartiens à une école qui nie formellement le pouvoir contagieux des accidents généraux de la syphilis, c'est-à-dire du genre de ceux qu'avait votre maîtresse lorsqu'elle est venue me consulter. Voici deux livres où sont exposées les doctrines que professe cette école ; lisez.

Il lut avec attention divers passages que je lui signalai, notamment dans la treizième lettre, qui traite des plaques muqueuses ; puis il reprit :

— Tout cela, docteur, peut être fort beau en théorie ; mais j'espère qu'instruit par le malheur qui m'arrive, vous cesserez à l'avenir d'enseigner et surtout de mettre en pratique une doctrine aussi dangereuse et aussi funeste.

Bien des fois depuis, j'ai revu ce malade. Il a souffert de nombreux accidents consécutifs pour lesquels, malgré l'excellente raison qu'il pouvait avoir de s'adresser ailleurs, il est venu régulièrement me consulter jusqu'à sa guérison, qui s'est fait attendre plus de dix-huit mois.

Un tel fait n'a pas besoin de commentaires. Il force la conviction, en même temps qu'il porte avec soi un haut enseignement. Quelle objection sérieuse pourrait-on lui faire ? Dira-t-on que la femme avait, au moment du coït, un chancre simple, lequel se serait transmis à son amant sous la forme de chancre infectant ? Le double examen attentif, minutieux, que nous avons fait sur cette femme, le jour même où le coït a eu lieu, détruit cette supposition. Car, s'il est, à la rigueur, possible de confondre quelquefois le chancre infectant en voie de réparation ou de transformation secondaire, avec la plaque muqueuse, il n'en est pas de même pour le chancre simple, qui se distingue de ce dernier accident par des caractères si nets, si tranchés. — Dira-t-on que le malade nous a trompé, qu'il tenait son infection d'une autre femme ? Cette seconde supposition n'est pas plus admissible que la première. Ce malade, homme très intelligent et d'un esprit cultivé, comprenait toute la gravité du reproche qu'il venait nous faire ; il n'avait d'ailleurs aucune raison, aucun intérêt pour nous cacher la vérité. Remarquons de plus, qu'en continuant à venir nous consulter pendant dix-huit mois, malgré l'accident dont il était la victime et dont nous étions involontairement la cause, il a fait preuve d'une élévation de caractère qui le met au-dessus de tout soupçon de ce genre. — Resterait à supposer une contagion médiate. Cette idée nous est venue depuis, et nous en avons fait part à notre malade. Mais le récit circonstancié qu'il nous a fait de ses relations avec sa maîtresse, depuis le jour, nous pourrions dire depuis l'heure où elle est venue nous consulter, ne permet pas davantage cette dernière interprétation. Ce fait reste donc tout entier comme preuve certaine du pouvoir contagieux de la vérole constitutionnelle. En voici deux autres qui ne sont pas moins probants.

Observation II.

Un élève en médecine fort instruit et parfaitement au courant des diverses questions syphilographiques, vint, en février 1856, me demander avis sur une petite ulcération qu'il portait en arrière de la couronne du gland, et dont il s'était aperçu depuis deux jours seulement. Cette ulcération, très superficielle, et à peine large comme la tête d'une grosse épingle, ne présentait aucune induration, et ne s'accompagnait d'aucun engorgement des ganglions inguinaux. Ne pouvant, faute

de signes pathognomoniques suffisants, lui en préciser la
nature, je lui donnai le conseil de la cautériser; ce qu'il fit
le jour même avec son crayon d'azotate d'argent.

Trois jours après, l'eschare se détacha, et découvrit une
petite plaie bourgeonnante, qui se cicatrisa complétement en
moins d'une semaine. Aucun engorgement appréciable ne
s'étant produit dans les régions inguinales, je crus pouvoir
rassurer mon malade, lui disant que, même dans l'hypothèse
d'une ulcération de nature chancreuse, le succès de la cautérisation devait très probablement le mettre à l'abri de toute
chance d'infection.

Mes paroles n'étant pas parvenues à calmer entièrement
l'inquiétude de mon malade, il m'amena sa maîtresse, avec
laquelle il cohabitait depuis plusieurs années, et me pria de
l'examiner. Elle était en pleine vérole constitutionnelle!
Plaques muqueuses à la vulve, ulcérations à la gorge, alopécie, tuméfaction des ganglions cervicaux. — Aux questions
que je lui adressai, touchant l'origine de sa maladie, elle
répondit qu'elle croyait l'avoir contractée au mois de
septembre précédent, pendant l'absence de son amant. Elle
avait eu alors un *bouton* aux parties, avec des grosseurs dans
l'aine. Ce bouton et les grosseurs qui l'accompagnaient
avaient complétement disparu au mois de novembre, époque
où son amant, rentré à Paris, avait repris ses relations avec
elle. Quant aux symptômes actuels, il y avait environ trois
semaines qu'elle s'en était aperçue.

Cependant je conservais encore l'espoir que mon malade,
dont le chancre avait été si bien détruit par le caustique,
échapperait à l'infection. Je l'engageai donc à ne faire aucun
traitement. Vain espoir! Deux mois après, il était, lui aussi,
en pleine vérole constitutionnelle!

Ce fait est intéressant à un double titre: il prouve
la transmission par contagion de la syphilis secondaire,

et de plus, il montre l'insuffisance de la cautérisation abortive d'un chancre infectant, faite deux jours seulement après son apparition, et avant qu'aucune induration se soit produite, soit à sa base, soit dans les ganglions voisins. Néanmoins, nous persistons à croire jusqu'à meilleure preuve du contraire, que le chancre est au début une maladie locale. Mais à quelle époque se fait l'infection, c'est-à-dire la diffusion du virus dans l'économie? Cette époque varie-t-elle suivant les individus, suivant le siége du chancre, suivant le plus ou le moins d'activité du virus inoculé? Ce sont là autant de questions à résoudre, et dont la solution se fera sans doute longtemps attendre. Dans l'incertitude où se trouve la science à cet égard, la prudence conseille de détruire immédiatement, *sine intermissione temporis*, comme disait Jean de Vigo, toute ulcération, toute écorchure suspecte. Qui oserait affirmer que notre malade n'aurait pas été préservé de l'infection, si, au lieu de cautériser son chancre au deuxième jour, il eût employé le caustique dès le moment de son apparition?

OBSERVATION III.

Au mois de mai 1857, un jeune homme me consulte pour un chancre infectant situé sur le *côté gauche* de la couronne du gland, lequel chancre se présentait sous la forme d'une érosion superficielle, rouge et indurée, avec la pléiade inguinale caractéristique.

Le lendemain il m'amène la femme qu'il accusait de lui avoir communiqué son chancre, m'affirmant qu'il n'en avait pas vu d'autres depuis plusieurs mois. Je trouve une plaque muqueuse sur la face interne et en bas de la grande lèvre *droite*, dont le siége, par conséquent, correspondait exactement à celui de l'accident communiqué, les organes étant supposés dans leur position respective pendant l'acte sexuel. Rien dans les régions inguinales.

L'examen le plus attentif ne me fait découvrir aucune autre lésion vénérienne, sauf un léger engorgement des ganglions cervicaux, et quelques macules brunâtres sur les jambes et sur la poitrine, reste d'une syphilide papuleuse qui, suivant la malade, s'était produite une année auparavant et s'était accompagnée d'ulcérations à la gorge.

Six semaines après, le malade fut pris de douleurs rhumatoïdes très intenses et d'un érythème confluent. Plus tard, il eut encore une syphilide palmaire, des plaques muqueuses aux lèvres, et des ulcérations aux amygdales qui durèrent plusieurs mois.

Remarquons, à l'occasion de ce fait, que le chancre contracté par notre malade au contract d'une plaque muqueuse, se présentait, comme celui que nous avons décrit dans notre première observation, sous la forme d'une *érosion superficielle*, rouge et indurée. C'est cette forme du chancre infectant qu'un siphilographe moderne a désignée sous le nom d'*érosion chancreuse*, et qui, d'après nos observations, serait le plus souvent, sinon toujours, la conséquence et le signe de la contagion d'un accident secondaire, particulièrement de la plaque muqueuse. Ce chancre est généralement induré chez l'homme ; mais il peut être exceptionellement privé de ce caractère, surtout lorsqu'il siége sur la partie moyenne du gland, où il constitue alors l'une des variétés de la balanite syphilitique.

Aux trois observations qui précèdent, et qui démontrent si clairement le pouvoir contagieux, entre les adultes, de l'accident secondaire par excellence, la plaque muqueuse, nous pourrions ajouter plusieurs faits qui prouvent également la transmission des lésions constitutionnelles de la syphilis entre les nourrissons et leurs nourrices. Mais à quoi bon ? Sur ce point, tout le monde est d'accord. L'unanimité des médecins, la voix publique elle-même ont depuis longtemps forcé les non-contagionistes les plus fervents, maîtres et élèves, à s'incliner devant la vérité (1). L'un d'eux cependant, homme d'esprit et de vive imagination, élève de l'ancienne école du Midi, aujourd'hui passé maître en science et dans l'art d'écrire, M. Diday, a tenté naguère un effort suprême pour sauver d'une ruine totale le système de la non-transmission, complétement perdu sur ce terrain. Voici par quel étrange compromis, ou plutôt, par quel expédient de haute diplomatie scientifique il a cru pouvoir faire, pour ainsi dire, la part du feu.

Prenez, a-t-il dit aux contagionistes, la syphilis congénitale : je vous l'abandonne. Je fais plus, je la déclare de toutes les formes de la syphilis la plus contagieuse... Mais n'allez pas imprudemment assimiler la syphilis congénitale à celle des adultes, et conclure du pouvoir contagieux de l'une au pouvoir contagieux de l'autre.

(1) Je ne repousse pas d'une manière absolue ce mode de transmission de la syphilis du nourrisson à la nourrice, et de la nourrice au nourrisson. (Ricord, *XIVe lettre sur la syphilis*.)

Votre conclusion serait fausse, attendu que la syphilis congénitale est une espèce particulière, une vérole à part, qui se distingue précisément de la vérole constitutionnelle ordinaire par une force de contagion dont celle-ci est absolument dépourvue. Et telle serait, d'après M. Diday, cette force de contagion, qu'elle se transmettrait et se perpétuerait de génération en génération syphilitique, c'est-à-dire, du nourrisson à sa nourrice, de la nourrice à son mari, de celui-ci à d'autres et ainsi de suite indéfiniment, *vires acquirens eundo* (1). De sorte que l'humanité serait réellement en possession de deux syphilis constitutionnelles : l'une, d'origine congénitale, toujours et fatalement contagieuse ; l'autre, d'origine vulgaire ou chancreuse, non transmissible directement !

En attendant que l'habile et ingénieux syphilographe lyonnais soit parvenu à prouver contre nous cette dernière proposition, nous nous abstiendrons de discuter son hypothèse, qui ne repose, dans l'état actuel de la science, que sur une pétition de principe (2), et qui

(1) Ce n'est pas toujours directement de l'enfant à une personne que la contagion s'opère. Souvent un individu contaminé devient l'intermédiaire entre la source première et ses aboutissants plus ou moins éloignés. On ne remarque pas alors que la maladie contractée par le contact avec un homme qui la tenait du nouveau-né, diffère, pour sa gravité, de celle reçue immédiatement du nouveau-né lui-même. (Diday, *Traité de la syphilis des nouveau-nés*, p. 300.)

(2) Nous lisons dans le dernier ouvrage de Diday, page 369 : « Le grand caractère de la syphilis héréditaire congénitale est que les manifestations qu'elle produit *sont contagieuses*, quoique offant physiquement toute l'apparence des symptômes secondaires de la vérole d'adulte,

d'ailleurs ne nous paraît avoir que fort peu de chances de succès, même parmi les non-contagionistes les plus convaincus, s'il en existe encore.

Il nous reste à faire valoir, en faveur de la thèse que nous soutenons, un fait qui, depuis quelque temps, préoccupe assez vivement les esprits. Nous voulons parler du *chancre céphalique,* à propos duquel de jeunes médecins et quelques élèves en médecine ont cherché récemment à faire un certain bruit.

Le chancre céphalique, c'est-à-dire le chancre des lèvres, de la langue, des gencives, etc., se présente toujours, comme on le sait, avec les caractères de l'ulcère infectieux. Toujours, et comme fatalement, il est accompagné ou suivi des symptômes constitutionnels de la vérole. Malgré les recherches les plus minutieuses et les plus actives, la science ne possède encore aucun exemple authentique de chancre simple développé par la contagion physiologique sur les différentes régions de la face. — Disons cependant, pour rendre hommage à la vérité, que nous avons récemment découvert, dans le *Traité de l'inoculation,* l'énoncé de sept cas de chancres des lèvres et de trois cas de chancres de la gorge, observés à l'hôpital du Midi, de 1832 à 1836, et qui très probablement appartenaient à la variété simple, puisqu'ils ont produit, par l'inoculation de leur pus sur les individus qui les portaient, la pustule chancreuse

lesquels, eux, ne *sont pas contagieux.* » Or, c'est là précisément ce qu'il s'agit de démontrer.

caractéristique. M. Ricord avait certainement oublié ces dix observations, ainsi qu'un certain passage non moins curieux de son premier travail (1), lorsqu'il a écrit dans ses *Leçons sur le chancre*, page 20, la déclaration suivante : « Durant vingt-cinq ans de pratique, il ne m'a pas été donné de rencontrer un seul cas bien authentique de chancre simple développé sur la face et sur le crâne. »

Quoi qu'il en soit, il faut reconnaître que le chancre de la face est, sinon toujours, du moins presque toujours infectant.

Les partisans de la théorie des deux virus, qui, la plupart, ne croient pas à la transmission par contagion des accidents secondaires (2), sont fort embarrassés de ce fait qu'ils qualifient de mystère, et contre lequel ils ne cessent de s'escrimer avec un courage et une persévérance dignes d'une meilleure cause. Pour expliquer, d'après leur système, ce prétendu mystère pathologique, ils ont imaginé une hypothèse fort singulière : ils ont supposé et osé soutenir sérieusement, nous le croyons du moins, que le virus du chancre simple était privé du pouvoir de s'inoculer sur la face ! Ainsi, comme nous l'avons dit ailleurs, le même virus qui s'inocule sous le menton

(1) J'ai trouvé des ulcères primitifs des lèvres, de la langue, du pharynx même, qui avaient été contractés directement et par des voies illicites, et qui, *de nécessité*, fournissaient un pus inoculable. (Ricord, *Traité de l'inoculation*, p. 165.) — Il est bon de rappeler que M. Ricord n'inoculait le pus de ces prétendus ulcères que sur les malades eux-mêmes !

(2) Leur opinion à ce sujet s'est, depuis, complétement modifiée.

ne s'inoculerait plus au-dessus, la distance séparant les deux inoculations n'aurait-elle pour étendue que l'épaisseur d'une ligne mathématique !

Cette hypothèse, on le comprend, n'a pas besoin d'être réfutée ; elle tombe devant le sens commun ; elle est tombée devant les faits. Des expériences d'inoculation du virus chancreux sur la face et sur le crâne, récemment faites par un médecin d'hôpital qui « *a trouvé*, nous dit-on, *dans sa longue pratique et dans une véritable conviction morale* LA HARDIESSE *nécessaire* » pour tenter ces dangereux essais, non sur lui-même, hâtons-nous de le dire, mais sur des malades confiés à ses soins, ont prouvé la possibilité d'inoculer le virus du chancre simple sur les régions céphaliques. Il est seulement à regretter que les individus soumis à ces expériences n'aient pas été observés pendant assez de temps pour que nous puissions savoir s'ils ont eu ou non la vérole constitutionnelle. D'où il résulte que cette expérimentation, que nous nous abstiendrons de qualifier, a été faite en pure perte, et ne peut, en aucune façon, servir à élucider la question doctrinale que soulève le chancre céphalique (1).

Pour nous, qui ne sommes l'apôtre d'aucun système, qui observons sans idée préconçue et dans le seul but

---

(1) Nous renvoyons nos lecteurs à la thèse de M. Nadau des Islets (*De l'inoculation du chancre mou à la région céphalique*. Paris, 1858), où sont relatées en détail les expériences dont nous parlons. Ils verront que les malades inoculés, au nombre de quatorze, n'ont été tenus en observation qu'un ou deux mois au plus, et qu'on les a ensuite perdus de vue !

de tirer des faits leur conséquence vraie, le caractère constamment infectieux du chancre céphalique a une double signification : d'une part, il démontre l'unicité du virus syphilitique; d'autre part, il prouve le pouvoir contagieux de la vérole constitutionnelle.

Il résulte, en effet, de nos propres observations et de celles de beaucoup d'autres praticiens que nous avons questionnés sur ce sujet, que le chancre des lèvres, de la langue, etc., est souvent, le plus souvent peut-être, le résultat de la contagion directe, soit de plaques muqueuses, soit d'ulcérations syphilitiques secondaires. Il suffit d'ailleurs, pour se convaincre de ce fait, de considérer que les ulcérations vénériennes primitives, presque toujours enflammées, douloureuses, et accompagnées d'engorgements volumineux des ganglions voisins, ne permettent guère aux individus qui en sont atteints les rapports intimes nécessaires à leur transmission sur la face; tandis que les accidents consécutifs des lèvres ou d'autres régions, généralement indolents, privés de réaction inflammatoire et de retentissement ganglionnaire, échappent à l'attention des malades qui peuvent ainsi les communiquer impunément et souvent même à leur insu. Ajoutons que le chancre céphalique le plus commun, le chancre des lèvres, se présente ordinairement sous la forme d'une érosion superficielle, épithéliale, plus ou moins large et indurée, c'est-à-dire sous la forme qui, selon nous, caractérise *le chancre infectant dû à la contagion d'un accident consécutif*, particulièrement de la plaque muqueuse.

Ainsi, la constance du caractère infectieux propre au chancre céphalique est pour nous, et sera pour tous les médecins non systématiques, une démonstration de plus de la possibilité de communiquer directement la vérole constitutionnelle. M. Ricord a pu, selon son habitude, plaisanter agréablement sur les *baisers secondaires*. Nous doutons fort cependant qu'il parvienne à leur faire décerner une couronne d'innocence. Nous doutons plus encore qu'il obtienne jamais que les médecins, même les plus engoués de son système, en prescrivent l'usage à leurs clients.

En résumé :

Les faits innombrables de vérole constitutionnelle transmise soit entre les adultes, soit des nourrissons à leurs nourrices et réciproquement, recueillis par l'observation clinique de plusieurs siècles ; l'expérimentation faite soit sur les malades eux-mêmes, soit sur des individus sains ; l'assentiment général, à l'exception d'une insignifiante minorité, des médecins de tous les temps, de tous les lieux ; enfin la voix publique elle-même, sont autant de preuves certaines, irrécusables, du pouvoir contagieux des accidents généraux de la syphilis.

. . . .

. . . .

. . . .

Le 31 mai 1859, l'Académie de médecine condamnait à l'unanimité la doctrine de la non-contagion de

la syphilis secondaire. Dans cette séance mémorable,
M. Ricord, avec une abnégation qui fait le plus grand
honneur à son caractère, rendait publiquement hommage à la vérité, et abjurait une erreur qui, professée
et soutenue avec éclat pendant vingt-cinq ans, avait
été pour lui un sujet de gloire et l'un de ses principaux
titres à la renommée.

NOUVELLE QUESTION

RELATIVE

A LA CONTAGION DE LA SYPHILIS SECONDAIRE.

Le chancre produit par la contagion d'une lésion syphilitique secondaire offre-t-il quelques caractères particuliers ?

Après avoir établi que la syphilis secondaire se transmet sous la forme d'un chancre primitif et infectant, il restait à rechercher si ce chancre ne présente pas quelques caractères particuliers qui permettraient de le distinguer du chancre dérivant d'un accident semblable, c'est-à-dire d'un chancre primitif. J'ai exposé mes idées sur ce point délicat de syphilographie dans une lettre adressée à M. Diday, et insérée dans la *Gazette médicale de Lyon*, en décembre 1859. Je reproduis ici cette lettre, tout en prévenant mes lecteurs que la question qu'elle soulève exige encore, pour être complétement résolue, de nouvelles recherches.

LETTRE A M. DIDAY.

Le débat sur la transmission des accidents secondaires de la syphilis étant ouvert de nouveau dans votre estimable journal, permettez-moi d'y intervenir en quelques mots, non pour toucher au fond de la question, mais pour y signaler un point de détail, qui peut-être jettera quelque lumière sur ce sujet controversé.

Depuis l'année 1856 où, le premier, j'ai annoncé que *la syphilis constitutionnelle a constamment pour point de départ un chancre, et généralement un chancre induré, lors même qu'elle a été communiquée par le produit d'un accident secondaire*, toutes les observations cliniques que j'ai pu faire, ainsi que l'étude approfondie des expériences de Wallace, Waller, Vidal, Rinecker, etc., ont de plus en plus confirmé ce fait dans mon esprit.— Oui, comme l'a dit et proclamé tant de fois M. Ricord, la syphilis acquise débute toujours par un chancre.

Mais ce chancre, point de départ, exorde obligé de la syphilis acquise, est-il toujours, quant à sa forme, identique avec lui-même? Ou bien présente-t-il des différences qui permettraient, jusqu'à un certain point, d'en reconnaître la source, la cause originelle? En d'autres termes, un chancre infectant étant donné, peut-on, d'après sa forme, son aspect, son mode de développement, distinguer s'il provient d'un chancre primitif ou d'une lésion secondaire?

Cette question, dont je n'ai pas besoin, monsieur, de vous faire sentir l'importance, je me la suis posée dès le moment où j'ai entrevu la loi nouvelle de transmission de la syphilis. Pendant trois années je n'ai négligé aucune occasion d'étudier comparativement les chancres d'après leur origine, et je crois être arrivé à un résultat qui, s'il se confirme, serait d'une haute utilité dans la pratique, et surtout en médecine légale, puisqu'il permettrait, en présence d'un individu portant un chancre infectant, de déterminer, ou au moins de supposer, avec grande probabilité d'être dans le vrai, l'*état syphilitique* de la personne qui le lui aurait communiqué.

Voici, en effet, ce que j'ai écrit dans le mémoire que je publiai au mois de décembre 1858, dans le *Moniteur des hôpitaux* (n° 150, page 1194) :

« Remarquons, à l'occasion de ce fait (observation III), que le chancre contracté par notre malade au contact d'une plaque muqueuse se présentait, comme celui que nous avons décrit dans notre première observation, sous la forme d'une *érosion superficielle*, rouge et indurée. C'est cette forme du chancre infectant qu'un syphilographe moderne, M. Bassereau, a désignée sous le nom d'*érosion chancreuse*, et qui, d'après nos observations, serait le plus souvent, sinon toujours, *la conséquence et le signe de la contagion d'un accident secondaire*, particulièrement de la plaque muqueuse (1). »

Et plus loin, page 1196, à propos du chancre céphalique, que je considère comme étant généralement le résultat d'une contagion d'accident secondaire :

« Ajoutons que le chancre céphalique le plus com-

(1) Cette variété du chancre a été pour la première fois reconnue et décrite par M. H. de Castelnau, mais sans l'indication de son origine. (Voyez le Traité des maladies vénériennes, tome VII de la *Bibliothèque du médecin praticien*, page 184.)

mun, le chancre des lèvres, se présente ordinairement sous la forme d'une érosion superficielle, épithéliale, plus ou moins large et indurée, c'est-à-dire sous la forme qui, selon nous, caractérise *le chancre infectant dû à la contagion d'un accident consécutif*, particulièrement de la plaque muqueuse. »

Ainsi, selon moi, il y aurait possibilité de reconnaître d'une manière générale la source d'un chancre infectant, d'après ses caractères extérieurs :

1° Si le chancre infectant provient de l'inoculation d'un accident secondaire, il sera sous la forme d'une simple *érosion* papuleuse, superficielle, indolente, suppurant peu, à surface rouge plus ou moins large et mal circonscrite ; érosion quelquefois fortement indurée, mais le plus souvent parcheminée, ou même, dans quelques cas rares, ne présentant aucune induration sensiblement appréciable.

2° Si le chancre infectant est la conséquence de l'inoculation d'un chancre primitif, il consistera dans une *ulcération* plus ou moins profonde, à surface grisâtre, fournissant une suppuration assez abondante, et dont les bords, nettement circonscrits, seront soulevés par une induration volumineuse, s'étendant sous l'ulcère de manière à lui donner un aspect « véritablement *cupuliforme* ».

J'ajouterai qu'il résulte de mes observations que le chancre infectant communiqué par une lésion secondaire a ordinairement une incubation locale plus longue que celle qui appartient au chancre infectant transmis par un accident de même ordre. L'une et l'autre variété du chancre infectant s'accompagnent toujours de la pléiade ganglionnaire caractéristique.

Maintenant, monsieur, est-il possible d'expliquer ces différences dans le mode d'évolution et dans la forme que présente l'ulcère vénérien, suivant son origine primitive ou secondaire? — Je le crois, et voici, selon moi, quelle en serait la raison.

Le virus syphilitique est *un ;* mais, comme l'a dit justement Fernel, il peut offrir des degrés variables d'activité. Or, si les accidents secondaires de la syphilis sont contagieux, ce qui est incontestable, il faut convenir cependant qu'ils le sont beaucoup moins que l'accident primitif, le chancre. Cela tient, ne peut tenir évidemment qu'à des différences dans le mode d'activité des produits de chacun de ces deux ordres de lésion. Il est donc certain que le virus fourni par un accident secondaire est moins actif, moins fort que celui que sécrète l'accident primitif. Ce fait, que l'observation démontre, pouvait être rationnellement prévu ; car il est facile de comprendre que le virus, en vieillissant dans l'économie, doit en quelque sorte s'épuiser dans la manifestation de ses effets morbides, et par conséquent perdre de son activité. Apparemment est-ce là une des raisons pour lesquelles la syphilis congénitale, ainsi que vous l'avez, monsieur, avancé et prouvé le premier, est douée d'un pouvoir contagieux supérieur à celui de la syphilis constitutionnelle chez l'adulte.

Quoi qu'il en soit, il devra arriver nécessairement que l'effet local du virus syphilitique inoculé varie selon la source où ce virus aura été puisé, c'est-à-dire selon son plus ou moins d'activité.

Ainsi, si l'on inocule le virus affaibli d'une lésion secondaire, le travail morbide sera lent à se produire. Quinze, vingt, trente jours pourront se passer sans que ce travail se révèle par aucun signe appréciable. Puis apparaîtra, au point contagionné, une rougeur suivie d'un gonflement papuleux, lequel deviendra peu à peu le siége d'une érosion superficielle et d'une induration le plus souvent légère, peu accentuée, de forme parcheminée.

Au contraire, si l'on inocule le virus plus actif d'un chancre infectant, la réaction inflammatoire sera plus vive, le résultat local plus prompt. En huit, dix ou quinze jours, on verra se produire soit une papule, soit une pustule entourée d'une auréole d'un rouge vif, et qui bientôt fera place à un ulcère plus ou moins creux, grisâtre et fortement induré, à l'*ulcère huntérien*.

Comme vous le voyez, monsieur, je suis à peu près d'accord avec vous en ce qui touche aux différences d'aspect et de forme que pourrait présenter la lésion initiale de la syphilis, suivant la source primitive ou secondaire où a été pris le virus. Reste à nous entendre sur la qualification qu'il convient de donner à cette lésion.

Or, je dis que, dans tous les cas, la lésion qui succède à l'inoculation du pus d'un accident secondaire est aussi bien un chancre, un vrai chancre, que celle

qui procède de l'inoculation du pus d'un chancre primitif. Les caractères distinctifs de ces deux lésions ne
portent, en réalité, que sur de simples nuances de
forme, sur des variétés de développement dont je
viens d'indiquer la cause ; mais, au fond, ces deux
lésions sont une seule et même chose, ou, pour mieux
dire, une seule et même espèce pathologique, un
chancre primitif et infectant.

En effet, quel nom donnerez-vous à cette érosion
superficielle, parcheminée, avec adénite multiple et
indolente (ce dernier caractère ne manque jamais, et
je suis sur ce point complétement de votre avis), qui
succède à l'inoculation du pus secondaire, et se développe précisément au point inoculé et jamais ailleurs ;
à cette érosion qui persiste seule, isolée, pendant un
mois, six semaines et plus, puis se cicatrise, et est
ensuite suivie, après un temps plus ou moins long,
des accidents généraux de la syphilis ?

Direz-vous, avec M. Gibert, que c'est une plaque
muqueuse, un tubercule plat, ou toute autre lésion secondaire, parce que cette érosion a débuté par une
papule et non par une pustule? — Vous êtes, monsieur,
trop au courant des progrès de la syphilologie moderne pour tenir aujourd'hui un pareil langage ; et,
soit dit en passant, ce langage m'a d'autant plus étonné
de la part de M. Gibert, qu'autrefois ce médecin a nié
le début pustuleux du chancre, par la raison singulière
et péremptoire qu'il ne l'avait jamais vu !

Non, monsieur, vous ne direz pas que c'est une
plaque muqueuse et encore moins un tubercule, parce

que vous savez mieux que tout autre que la plaque
muqueuse, le tubercule plat, est un accident consécutif et non primitif; un accident ordinairement multiple,
qui se développe simultanément aux lèvres, sur la
langue, dans la gorge, à l'anus, à la vulve, etc.; un
accident qui jamais ne s'indure spécifiquement, qui
jamais n'engorge les ganglions voisins; un accident
enfin qui a une physionomie propre, caractéristique,
trop bien connue de vous pour que jamais vous puissiez
de visu le confondre avec la lésion dont il s'agit.

Soutiendrez-vous que cette lésion primitive est un
accident secondaire « d'apparence incertaine et variable », un *pseudo-chancre* induré, comme dit **M. Auzias-Turenne**? Pas davantage, si vous voulez y réfléchir
un instant. Car vous reconnaîtrez bien vite que cette
lésion, loin d'être incertaine et variable, présente, au
contraire, dans son mode de développement, dans sa
forme, dans son aspect et dans ses effets consécutifs,
tous les attributs, tous les caractères classiques du chancre infectant. Qu'au lieu de débuter par une pustule,
elle commence par une simple rougeur ou par une
papule, peu importe : ce n'est là qu'une différence insignifiante, un accident tenant à des conditions extrin-
sèques et indépendantes de la nature intime de la cause
qui l'a produit. Mais, au fond, c'est toujours une érosion, une exulcération qui se développe exclusivement
au point où l'on a semé la graine syphilitique; une érosion
sion qui, généralement, s'indure plus ou moins, qui
engorge spécifiquement les ganglions voisins, et qui devient le point de départ d'une modification morbide de

l'économie, d'une diathèse en vertu de aquelle se pro-
duiront, quelques semaines ou quelques mois plus
tard, les symptômes généraux propres à la vérole
constitutionnelle.

Cette lésion primitive, due à l'inoculation du pus
secondaire est donc un chancre. Il y a plus : c'est qu'il
serait contraire à tout ce que nous connaissons sur la
pathogénie et le mode d'évolution des maladies virulentes en général, qu'il en fût autrement. Car toutes
ces maladies, sans exception, reproduisent chez l'individu contagionné la maladie tout entière, depuis les
accidents prodromiques jusqu'au dernier symptôme
propre à chacune d'elles. Or, ainsi que je l'ai dit ailleurs, le virus syphilitique étant *un*, il est évident que,
quelle que soit la source où on l'a puisé, il doit,
transporté sur un individu sain, reproduire la série
complète des accidents propres à la syphilis, en
commençant par le commencement, c'est-à-dire par
le chancre.

Chose étrange ! à l'époque où l'école syphilographique dite du Midi, dont vous avez été, monsieur, un
des plus brillants adeptes, soutenait la non-transmission de la syphilis secondaire, elle repoussait invariablement toutes les observations et les expériences des
contagionnistes, en prétendant que la matière inoculée
avait dû être prise sur des accidents primitifs. Et pourquoi ? Parce que, disait-elle, le résultat des inoculations
qu'on nous oppose a toujours été un chancre, rien
qu'un chancre infectant ! Et aujourd'hui que M. Rollet

et moi sommes d'accord avec cette école, en affirmant que la vérole a constamment pour point de départ un chancre, même lorsqu'elle est la conséquence d'une contagion secondaire, elle refuse, par votre bouche, de reconnaître ce chancre qu'elle acceptait si complaisamment, alors qu'elle croyait s'en faire une arme contre ses adversaires.

Je termine, monsieur, par cette simple réflexion qui suffirait à elle seule pour nous donner gain de cause devant des esprits non prévenus. Puissent les quelques considérations que contient cette lettre appeler sur ce sujet nouveau l'attention des syphilographes! Je m'estimerai heureux s'ils font, sur ce point, avancer la science, dussent-ils, comme vient de le faire M. Guyenot, dont je me plais à reconnaître et à saluer le jeune talent, oublier l'initiative qui m'appartient dans ce débat et la modeste part d'observation et de travail que j'y ai apportée.

MOYENS PRÉSERVATIFS

DES MALADIES VÉNÉRIENNES.

> « Prévenir le mal ! c'est le but capital du méde-
> cin, c'est celui dont la poursuite persévérante peint
> le mieux, honore le plus son caractère. »
>
> (DIDAY.)

I

PROPHYLAXIE GÉNÉRALE. — MESURES DE POLICE MÉDICALE A PRENDRE CONTRE LA SYPHILIS.

A l'époque, encore si près de nous, où, sur la foi des
doctrines professées par l'ancienne école du Midi, le
caractère contagieux de la syphilis secondaire était
généralement méconnu, on n'avait à se préoccuper,
relativement à la propagation de la maladie, que de
l'accident primitif, le seul auquel on accordait le
pouvoir de se transmettre directement. Le chancre
guéri, tout danger avait disparu, disait-on, pour les
personnes qui pouvaient avoir ultérieurement des
rapports avec l'individu qui en avait été atteint.
Quelque graves, quelque nombreuses que fussent les
suites de la maladie, on ne devait pas s'en inquiéter
autrement que pour le salut du malade lui-même,

excepté toutefois le cas où celui-ci venant à se marier, on pouvait craindre qu'il ne transmît à ses enfants le germe de l'infection.

Bien plus, c'était presque un avantage pour le public qu'une fille prostituée ait eu une fois un chancre infectant, puisqu'elle ne pouvait plus qu'exceptionnellement en contracter un semblable. D'où il suit qu'en poussant jusqu'à l'extrême limite du raisonnement les conséquences de la doctrine, on eût été conduit à former le vœu que, pour le plus grand bien de la société, toutes les filles publiques aient la vérole constitutionnelle !

Et ainsi se propageait la syphilis à l'ombre d'une sécurité trompeuse, affirmée et garantie par la science elle-même !

Heureusement ce temps n'est plus. Nous savons aujourd'hui le danger auquel exposent les lésions syphilitiques secondaires, et nous pouvons du moins prendre nos mesures contre lui. Danger tel, qu'il résulte de nos observations, conformes à celles d'autres médecins dont le nom fait justement autorité en syphilographie, que sur le nombre total des chancres infectants ordinaires, *plus de la moitié dérive de la syphilis constitutionnelle !* Certes, en présence de ce fait, grand sera l'étonnement des historiens futurs de la syphilis de voir qu'une maladie aussi facilement transmissible et si fréquemment transmise ait pu être placée et maintenue pendant plus d'un quart de siècle au rang des affections non contagieuses !... Heureux encore si cet exemple des erreurs que peut enfanter l'esprit de système devait être le seul que leur offrira notre époque syphilographique, et si déjà de nouveaux théoriciens ne leur préparaient d'autres sujets d'étonnement !

Il n'entre pas dans le plan que je me suis tracé de traiter ici complétement de l'hygiène publique relative à la syphilis. Il y aurait trop à dire sur ce sujet, qui d'ailleurs a déjà été traité avec tous les détails qu'il comporte, par des hommes d'une haute compétence en cette matière. Je désire seulement appeler l'attention sur un point qui se rattache plus particulièrement à l'objet spécial de ce travail, c'est-à-dire, au chancre et à l'infection vénérienne produits par les lésions syphilitiques secondaires.

Je suis de ceux qui croient à la guérison de la vérole. Je suis absolument convaincu, pour des motifs que je ferai connaître ailleurs, que, dans la grande majorité des cas, la maladie syphilitique s'épuise et disparaît de l'organisme, soit sous l'influence du traitement, soit peut-être aussi, chez quelques individus heureusement constitués, par un effet naturel et spontané de ce qu'on a appelé la puissance ou la force médicatrice de l'économie. Mais dans quel temps s'effectue cette guérison, je parle de la guérison complète, à l'abri de toute récidive ? Comment et à quels signes peut-on la reconnaître ? C'est là ce que nous ignorons, et personne plus que nous, dans l'état actuel de la science, ne saurait le dire. Or, de cette ignorance dans laquelle

nous sommes, où probablement nous resterons toujours, naît précisément le danger, facile à prévoir et
toujours imminent, de toute cohabitation avec une
personne qui a eu récemment la vérole.

Ainsi, une femme, je suppose, a contracté un chancre
infectant. Elle a eu à la suite une roséole, des plaques
muqueuses à la vulve, aux lèvres, aux amygdales, etc.,
en un mot, la série habituelle des symptômes secondaires de la syphilis. Ces symptômes ont disparu ; elle
est en apparence guérie ; la voilà du moins actuellement délivrée de toute souillure vénérienne... Grande
serait cependant l'erreur de celui qui croirait pouvoir
impunément s'engager avec cette femme dans des
relations de longue durée. Car si la maladie a cessé
d'être visible à la surface, la diathèse est encore là, ne
l'oubliez pas, qui a profondément modifié l'organisme,
et qui bientôt, demain peut-être, si l'infection ne
remonte pas à une époque lointaine, pourra, *devra*
même reproduire de nouveaux accidents, dont vous
serez presque infailliblement victime (1).

Il y a plus : c'est qu'une femme qui a la vérole peut,
sans aucun symptôme apparent, communiquer au
moins une fois par mois sa maladie, s'il est vrai, comme
tendent à le prouver les expériences de Waller et de
l'anonyme du Palatinat, que le sang des sujets syphilitiques soit contagieux. Or, si dans tous les cas l'hygiène
conseille de s'abstenir du coït pendant l'époque mens-

(1) L'observation Ire que nous avons rapportée, page 6, offre précisément un exemple d'une syphilis contractée dans une circonstance semblable.

truelle, à plus forte raison sera-t-il prudent d'obéir à ce précepte lorsqu'on aura quelque raison de soupçonner la présence de la diathèse syphilitique.

Mais, nous demandera-t-on, que faire pour conjurer ce danger sans cesse renaissant de rapports intimes avec une femme affectée de syphilis ?

La question se présente ici sous deux faces différentes, selon qu'elle s'applique à des femmes libres, sur lesquelles aucune surveillance administrative ne peut être exercée, ou qu'elle se rapporte à des femmes *légalement* prostituées, soumises par conséquent à des visites sanitaires obligatoires.

Dans le premier cas, l'hygiène est sans défense. C'est à l'individu qui entretient des relations avec une femme entachée de la diathèse vénérienne, à veiller attentivement sur lui ou plutôt sur sa compagne, et à cesser tout rapport avec elle, non-seulement, ainsi que je viens de le dire, durant chaque époque menstruelle, mais encore dès qu'il s'apercevra du plus léger symptôme pouvant faire craindre un retour de la maladie. Il devra de plus se soumettre aux diverses prescriptions de la prophylaxie privée, sur lesquelles nous allons bientôt nous étendre.

Mais s'il s'agit de femmes légalement prostituées, il n'en est plus heureusement de même. Ici le mal peut être atteint, et de plus, comme nous allons le voir, attaqué dans sa source principale.

Une erreur très généralement répandue, c'est que

les filles publiques, soumises à une surveillance régulière et que l'on suppose efficace, sont moins *dangereuses* que les femmes libres, telles que filles entrete-
nues, ouvrières, domestiques, etc. Beaucoup d'individus qui n'oseraient pas s'aventurer dans le boudoir
d'une lorette, entrent de gaieté de cœur dans une
maison de tolérance. — Or c'est là un préjugé et un
préjugé funeste que trop de gens constatent à leurs
dépens. Qu'on le sache bien, le brevet de santé que la
loi semble accorder aux filles publiques est comme
tous les brevets... *sans la garantie du gouverne-
ment !*

Il résulte, en effet, de recherches statistiques faites
à l'hôpital du Midi, que près des *trois quarts* des
chancres primitifs, simples ou infectants, contractés à
Paris, sont communiqués par les filles publiques (1).
Les observations que j'ai pu faire moi-même tant sur
les malades de mon dispensaire que sur ceux de ma
clientèle privée m'ont conduit au même résultat. —
La seule maladie vénérienne que l'on contracte plus
fréquemment avec les femmes libres qu'avec les prostituées est la blennorrhagie, ce qui s'explique facilement si l'on considère que, dans le plus grand nombre
des cas, cette affection est moins la conséquence
d'une contagion proprement dite que de l'abus du
coït, exercé dans certaines conditions d'excitation
spéciale qui manquent généralement dans les rapports
avec les filles publiques. — Mais le chancre et la

(1) Voici un relevé statistique communiqué par M. le docteur Puche,

syphilis qui en est la suite ont, je le répète, leur foyer principal dans les maisons de prostitution.

médecin du Midi. Il comprend à la fois les malades de l'hôpital et ceux de la clientèle privée.

Sur 510 cas de syphilis, M. Puche a trouvé la contagion transmise comme il suit.

Contagion provenant de :

Prostituées	374
Filles entretenues	48
Ouvrières	68
Domestiques	10
Femmes des malades	10
	510

Voici un autre relevé fait par un élève interne du même hôpital sur les malades de son service.

Sur 326 cas de syphilis, il a trouvé :

Contagion provenant de :

Filles publiques	234
Filles exerçant la prostitution clandestine	39
Ouvrières	25
Domestiques	14
Femmes mariées	10
Sodomites	4
	326

Additionnant ensemble les chiffres fournis par les deux statistiques précédentes, nous obtenons les résultats suivants.

Syphilis transmise par :

Filles publiques	608
Prostituées clandestines	39
Filles entretenues	48
Ouvrières	93
Domestiques	24
Femmes mariées	20
Sodomites	4
	836

Ainsi, sur 836 cas de syphilis, 608, c'est-à-dire près des *trois quarts*, *ont été communiqués par des filles publiques!*

« Pour atténuer présentement, dit Parent-Duchâtelet, les ravages de la syphilis, et la faire disparaître
probablement par la suite, la première, la plus indis-
pensable des conditions, est de surveiller la santé des
individus qui se trouvent dans les conditions les plus
favorables pour la propager. *Ces individus sont évidemment les prostituées.* »

Voilà donc un fait, voilà surtout des chiffres qui
prouvent mieux que tous les discours qu'on pourrait
faire, l'impuissance radicale des mesures administra-
tives actuellement en vigueur parmi nous contre la
syphilis, mesures qui, en raison de la fausse sécurité
qu'elles inspirent à un grand nombre de personnes,
sont peut-être, il faut bien le dire, plutôt une voie
ouverte au mal qu'une barrière opposée à sa propagation !

On sait que ces mesures consistent, à Paris, en des
visites faites au dispensaire une fois par semaine pour
les filles en maison, et tous les quinze jours pour les
filles publiques isolées, dites *en carte*, c'est-à-dire les
plus dangereuses. Une fois sur deux seulement le spéculum est employé !... Que penser d'un pareil système ? Son insuffisance saisit à première vue. Il faut
croire cependant que l'administration a de bonnes
raisons pour le maintenir, puisque jusqu'à présent elle
a fermé l'oreille aux réclamations nombreuses, et
assurément bien désintéressées, que lui ont faites tous
les médecins qui se sont occupés de ce sujet. Aussi
n'ajouterai-je rien à ce qui a été dit. Je me permettrai

seulement de faire remarquer qu'il n'est nullement prouvé que l'absence de toute surveillance adminis-trative ne serait pas plus profitable à la santé publique que des visites aussi éloignées. Car alors les individus qui fréquentent les filles publiques, sachant qu'elles ne sont soumises à aucun contrôle, s'entoureraient de précautions qu'ils négligent actuellement de prendre, confiants qu'ils sont la plupart dans une surveillance tout à fait illusoire.

« Trop de temps en général, dit M. Diday, est laissé entre deux visites. De l'une à l'autre la contagion peut s'être opérée et avoir déjà réalisé chez la femme des lésions transmissibles. Ou bien, ce qui est plus ordi-naire, une contagion reçue la veille ou l'avant-veille de la visite peut, le lendemain ou le surlendemain de celle-ci, éclore en un symptôme communicable. Dans l'un et l'autre cas, la maladie a cinq ou six jours (en supposant une visite par semaine) pendant lesquels elle demeure inaperçue, et d'autant plus dangereuse que, étant alors à son début, elle est parfois méconnue par la femme elle-même. Ce sont donc cinq à six jours librement ouverts à la propagation du mal. Et que sera-ce si, au lieu d'être répétées une fois la semaine, les visites n'ont lieu que tous les dix jours, comme à Lyon et à Strasbourg, que tous les quinze jours, comme cela existe encore à Bordeaux, à Nantes et à Alger ! »

De nombreuses réformes ont été successivement proposées pour remédier au mal que nous venons de mettre à découvert. Toutes sont restées jusqu'à présent à l'état de projet. Il est juste aussi de dire que la plupart d'entre elles ont été inspirées plutôt par l'amour du bien que par une sage entente des choses et des difficultés qu'elles présentent. Mais parmi ces réformes, il en est une bien simple, bien souvent sollicitée, et d'une exécution tellement facile qu'on s'étonnerait à bon droit, si l'on ne savait quelle est chez nous la puissance de la routine, que l'administration ne l'ait pas encore réalisée. Il ne s'agit pas, en effet, d'une réforme radicale, d'un moyen nouveau susceptible, en changeant les habitudes, de créer des embarras; il s'agit simplement de *rapprocher les visites*, en d'autres termes, d'étendre et de perfectionner un règlement actuellement en vigueur.

Mais comment, dans quelles limites devra se faire cette réforme qui, je n'en doute pas, finira par triompher tôt ou tard des obstacles qu'elle a jusqu'alors rencontrés? Cette question nous ramène au sujet spécial de ce travail, dont les considérations qui précèdent nous avaient éloigné, c'est-à-dire, aux chances d'infection vénérienne résultant de la contagion des lésions syphilitiques secondaires.

A Bruxelles, à Hambourg, à Berlin et dans quelques autres pays, nos maîtres en cette matière, les visites des prostituées ont lieu deux fois par semaine, aussi bien pour les filles dites en carte que pour celles qui sont en maison. Pour assurer le mieux possible l'exécution du règlement, on stimule par des encouragements l'exactitude des premières, et on rend les maîtres ou les maîtresses de maison responsables de l'inexactitude des filles qu'ils exploitent dans leur établissement. De plus, le spéculum est prescrit pour toutes les visites sans exception. Beaucoup de médecins ont depuis longtemps demandé et demandent encore l'adoption pure et simple de cette mesure. Serait-elle dans tous les cas suffisante ? C'est ce qu'il s'agit d'examiner.

Appliquées aux filles publiques *exemptes d'infection syphilitique*, deux visites faites par semaine, et avec le spéculum, me paraissent, je n'hésite pas à le dire, devoir être efficaces, non pas sans doute pour sauvegarder d'une manière absolue la santé publique, ce qui est, quoi qu'on fasse, impossible, mais du moins pour la garantir dans les limites d'une prévoyance raisonnable. Mais en sera-t-il de même pour les filles *affectées de la diathèse syphilitique?* Non assurément ; et c'est ici qu'il convient de dire avec un jeune médecin, dont nous regrettons de ne pouvoir citer le nom, que « *la connaissance du caractère contagieux de la syphilis secondaire ouvre une ère nouvelle à la prophylaxie et demande des garanties plus étendues.* » (*De la contagion syphilitique,* page 130.)

Ainsi une femme sort de Saint-Lazare après avoir subi un traitement pour la syphilis. Laisserez-vous cette femme reprendre son *métier* et le continuer sans autre surveillance que celle à laquelle vous soumettez toute autre fille dont la santé ne vous est pas suspecte ? Laisserez-vous libre d'elle-même, pendant des périodes

d'une ou deux semaines ou même de trois ou quatre
jours, cette femme dont l'organisme porte actuellement le germe de nouvelles manifestations syphilitiques, qui, d'un moment à l'autre et à son insu, sont
susceptibles de se produire et de transmettre la plus
grave des contagions, « la plus désastreuse de toutes
celles qui peuvent affecter l'espèce humaine » ? Cela
n'est pas possible, cela révolte à la fois la science et la
raison. Cependant c'est là ce qui a lieu, ce qui arrive
tous les jours. Et le résultat quel est-il? « Les registres
du Midi nous l'apprennent, dit l'auteur du *Traité de la
contagion syphilitique : c'est la vérole semée à pro-
fusion dans le public parisien ! »

Pour remédier à un tel état de choses, si peu en
rapport avec notre civilisation, un seul moyen réellement pratique se présente : c'est de soumettre les
prostituées syphilitiques à une *surveillance spéciale*.
Cette surveillance, pour être efficace, devrait consis-
ter en une visite faite tous les jours ou au moins tous
les deux jours, non pas, comme cela a été déjà proposé, par les maîtresses de maison ou par des visiteuses
attitrées, mais par des médecins, soit au dispensaire,
soit à domicile.— Une visite tous les jours ou même tous
les deux jours ! C'est beaucoup, dira-t-on. Sans doute,
mais qui veut la fin doit aussi vouloir les moyens.
D'ailleurs il ne s'agit pas d'appliquer indéfiniment cette
mesure aux prostituées syphilitiques. Il suffirait qu'elles
y fussent astreintes seulement pendant un certain
temps, soit dix-huit mois ou deux ans après leur sortie

de l'hôpital, c'est-à-dire, pendant le temps ordinaire où se produisent et se renouvellent à la suite du chancre les symptômes syphilitiques secondaires.

Une semblable surveillance convenablement organisée et fonctionnant avec fermeté aurait, n'en doutons pas, pour résultat immédiat une diminution considérable des cas de syphilis. Je ne parle pas de la dépense qu'entraînerait l'accroissement du service médical nécessité par cette surveillance, car l'administration y trouverait, j'en suis certain, une compensation suffisante dans l'abaissement du nombre des malades qu'elle aurait à traiter dans ses hôpitaux. C'est là une considération sur laquelle, indépendamment de l'intérêt général qui s'attache au sujet qui nous occupe, j'appelle toute l'attention des hommes chargés de la direction administrative de la santé publique.

Remarquons encore, pour mieux faire sentir l'avantage immense qui résulterait de l'adoption de cette mesure, que la diminution de la syphilis chez les prostituées aurait pour effet indirect mais infaillible de rendre la maladie plus rare dans la classe des femmes que la surveillance de la police ne peut atteindre. « Si l'on suit la filiation de la syphilis, dit l'auteur du *Traité de la contagion syphilitique*, on ne tarde pas, malgré les difficultés qui encombrent ce genre de recherches, à reconnaître que la maladie se propage, en général, *en rayonnant du camp des filles publiques sur les autres femmes*. C'est un mari, par exemple, qui prend la vérole d'une prostituée, et rapporte la maladie dans le lit conjugal. Plus souvent c'est un jeune homme qui s'oublie un soir avec une fille, contracte un chancre, et le porte à sa maîtresse, qui le communique à son tour à un ou deux amants. Or, à ne prendre pour exemple que ce dernier cas, si la première contagion eût manqué, les suivantes, cela va sans dire, ne se seraient pas produites. C'est la première qui a appelé les autres, et celle-ci d'où dérive-t-elle ? D'une fille publique. Supposez maintenant que cette fille, activement surveillée, n'eût pu transmettre le mal, voilà quatre véroles au moins, sans parler de celles qu'elles engendreront elles-mêmes, qui n'auraient pas eu l'occasion de se développer. »

Je n'insisterai pas davantage. Ce que j'ai dit est suffisant pour faire voir, et l'étendue du mal, et la portée des moyens que je propose pour y remédier. Mais, en attendant l'application, lointaine encore, je le crains, de ces moyens, il est de mon devoir d'indiquer ici les précautions individuelles qu'il convient de prendre pour suppléer autant que possible à l'insuffisance de nos règlements actuels de police sanitaire.

II

PROPHYLAXIE PRIVÉE. — PRÉCAUTIONS INDIVIDUELLES A PRENDRE CONTRE LA SYPHILIS ET LES AUTRES MALADIES VÉNÉRIENNES.

La plupart des auteurs qui ont abordé ce côté délicat et scabreux de la prophylaxie vénérienne ont cru devoir, avant d'entrer en matière, répondre à une objection plusieurs fois reproduite contre eux par de prétendus moralistes. Est-il du devoir du médecin, leur disait-on, de chercher à prévenir un mal que le ciel a réservé comme la juste punition du libertinage? N'est-ce pas encourager le vice, exciter à la débauche, favoriser par l'appât de l'impunité le dérèglement des mœurs, etc., etc. (1)? Dieu merci, le bon sens et la raison ont fait depuis longtemps justice d'une semblable objection. Nous n'avons donc pas à nous en préoccuper. Un mot d'ailleurs suffirait pour la mettre à néant : c'est que le mal que nous voulons prévenir va chercher ses victimes ailleurs que parmi ceux qui volontairement s'y exposent. Ainsi, c'est un enfant qui l'apporte en naissant, une femme vertueuse à qui son mari le communique, une nourrice qui le reçoit de son nourrisson et le transmet à son mari, à ses enfants, etc. Que penser dès lors d'une justice qui confondrait dans le même châtiment innocents et coupables?... Répétons plutôt, avec Horn, « qu'il faudra

(1) En 1772, un médecin nommé Guilbert de Préval, docteur-régent et professeur de matière médicale à la Faculté de médecine de Paris, fut expulsé de cette Faculté et rayé de la liste de ses membres, comme fauteur et instigateur du libertinage, à la suite d'expériences *scandaleuses* qu'il avait faites pour appuyer la proposition d'un remède préservatif de la contagion vénérienne.

Plus récemment, en 1826, la prophylaxie individuelle des maladies vénériennes a été condamnée, au nom de la religion et de la morale, par un bref du pape Léon XII, qui frappa d'anathème un des préservatifs les plus connus, *comme entravant les décrets de la Providence, qui a voulu punir les créatures par où elles avaient péché!!*

regarder comme le véritable bienfaiteur du monde,
comme le conservateur de l'espèce la plus respectable,
la plus faible et le plus souvent sacrifiée, celui qui
découvrira le véritable secret de nous préserver de la
contagion la plus terrible qui ait jamais menacé l'humanité. »

Malheureusement ce véritable secret n'est pas encore
trouvé. Malgré les plus louables efforts, malgré les
tentatives les plus ingénieuses, la médecine, disons-le
franchement, ne possède actuellement aucun préservatif *infaillible* contre la syphilis et les autres maladies vénériennes. Le seul moyen à peu près certain de
s'en garantir, moyen un peu naïf, il est vrai, et que
M. de la Palisse regrettera sans doute de ne pas avoir
inventé, *c'est de ne pas s'y exposer!*...

Est-ce à dire cependant que l'homme soit complète-
ment sans défense contre un danger qu'il affronte
chaque jour, poussé par une passion irrésistible? Non,
assurément. Car si la science n'a pas encore trouvé de
préservatif infaillible, elle a du moins tracé des règles,
indiqué des précautions, dont l'expérience a prouvé
l'efficacité, pour atténuer autant qu'il était possible les
chances de contamination vénérienne. « La médecine,
dit M. Diday, a dignement marqué sa trace dans cette
guerre qu'elle a engagée pour le bien public, au détri-
ment de ses intérêts professionnels. Parent-Duchâtelet,
Ricord, Vleminckx, Ratier, Vénot, Auzias, Sperino,
Melchior Robert, L........., Rodet, Sandouville,
Davila, Lagneau fils, etc., chacun de ces noms rappelle
un service ou un effort. »

Mais avant d'enseigner aux autres les précautions dont il convient de s'entourer dans toute aventure galante et périlleuse, peut-être ferais-je bien de prendre moi-même quelques précautions..... oratoires, en abordant un sujet rempli d'écueils, où la plume la plus sévère court à chaque instant le risque d'oublier le respect que Boileau recommande à l'égard du lecteur français. — Français ou non, que mon lecteur soit indulgent. Qu'il n'oublie pas que c'est uniquement pour lui et pour son intérêt le plus cher que je me risque à mettre en lumière des détails que la bienséance doit laisser dans l'ombre, et dont je pourrai tout au plus adoucir la nudité sous un voile demi-transparent. D'ailleurs, s'il est vrai, comme on l'a dit, que la science soit toujours chaste, même lorsqu'elle a quitté son dernier vêtement, je puis me rassurer ; car je n'ai ici d'autre désir que d'être son humble interprète.

Pour me conformer à l'usage, j'établirai première-ment une division chronologique « plus naturelle aux yeux du lecteur que pour la main de celui qui court les risques. » Je dirai ce qu'il convient de faire et ce qu'il faut éviter *avant, pendant* et *après*.

AVANT. — Et d'abord, un coup d'œil sur les surfaces qui vont être directement exposées. Il faut qu'elles soient intactes. Si vous y apercevez la plus légère solution de continuité, une écorchure, une éraillure, une érosion si petite qu'elle soit, remettez la partie à

un autre jour; car ce sont là autant de portes ou-
vertes à la contagion. Attendez qu'elles soient fer-
mées.

Point de lotions préalables alcalines ou savonneuses.
Laissez aux tissus leur vernis naturel, muqueux ou
sébacé. L'introduction sera plus facile, le contact
moins dangereux. La propreté, *en ce moment*, est plus
nuisible qu'utile. Je dis en ce moment, car, loin de
condamner, j'approuve au contraire les lotions habi-
tuelles faites longtemps à l'avance, surtout avec des
liquides astringents (solutions d'alun, de vin, de tannin, etc.), qui ont pour effet de donner du ton et de
la force aux tissus. Je les recommande particulièrement à ceux dont la muqueuse balanique, constamment recouverte par un prépuce trop long, a conservé
sa finesse primitive, et par suite présente plus de prise
aux agents contagieux.

Mais s'il convient, immédiatement avant un coït
suspect, que l'homme s'abstienne pour lui-même des
soins de toilette ordinaire, il doit au contraire les exiger de toute femme à qui il s'adresse, quelle que soit
la région sociale où il l'a choisie. Ici, point de fausse
honte, de galanterie mal placée. Que le cabinet de toilette soit, pour madame, l'antichambre obligée de l'al-
côve. Et dans ce cabinet, une cuvette et un bon irriga-
teur. Sur la tablette, un flacon de vinaigre aromatique,
ou, mieux encore, une boîte remplie de tannin ou
d'alun en poudre. Une pincée de l'un ou de l'autre,
jetée dans l'eau destinée au lavage, lui communiquera

une astringence utile pour coaguler et enlever les mucosités irritantes, décaper les tissus, et suspendre momentanément toute sécrétion dangereuse.

Cette précaution *est la meilleure de toutes*. Malheureusement il n'est pas toujours possible de la prendre. Mainte occasion, où vous n'aurez le choix ni du lieu ni du moment, vous trouvera au dépourvu des objets nécessaires..... Mais toutes les fois que les circonstances le permettront, ne l'oubliez pas. Chez vous ou à domicile, *osez* l'exiger pour prix ou pour gage d'une saine hospitalité.

« En général, dit M. Ricord, si les femmes étaient plus propres, les maladies vénériennes dans leur ensemble seraient moins communes. » Si cette maxime ne brille pas par la galanterie, elle est du moins profondément vraie, surtout à l'égard de la blennorrhagie.

On répète souvent que *la plus jolie fille du monde ne peut donner que ce qu'elle a*. Ce proverbe est faux et cache un piége; ne vous y fiez pas. Beaucoup de jolies filles donnent la chaudepisse sans l'avoir. Mais il ne dépend que d'elles que ce proverbe devienne une vérité. Qu'elles se soumettent *préalablement* à des soins minutieux de propreté *intus et extra*, et la chaudepisse deviendra aussi rare qu'elle est fréquente. Sa source principale sera tarie.

Mais je prévois une objection : ces lavages préalables, dira-t-on, en enlevant les humeurs visqueuses qui lubrifiaient les parois vulvo-vaginales, vont rendre l'accès plus difficile et favoriser précisément les excoriations, les éraillures, que l'hygiène prescrit à bon droit d'éviter. Parez à cet inconvénient en recouvrant le pénis d'un *corps gras*, le cold-cream ou l'axonge fraîche. Ce moyen préservateur, d'un emploi aussi simple que facile, vous soustraira à bien des dangers. J'ai connu un don Juan du quartier Breda qui ne sortait jamais sans emporter ce qu'il appelait son *pot de pommade* : il n'a reçu aucune blessure durant sa longue et aventureuse carrière. A Bruxelles, l'administration, pénétrée de l'utilité de cette pratique, a ordonné qu'il y eût toujours un flacon rempli d'huile fraîche dans chacune des chambres de débauche. Nous approuvons le précepte; mais non le choix de la substance. Les corps gras non liquides sont préférables pour des raisons que chacun peut facilement apprécier.

Parlerai-je ici d'une certaine *enveloppe* d'origine anglaise (1), sous laquelle beaucoup de gens jugent encore prudent de *s'isoler* lorsqu'ils sont en compagnie suspecte? Qu'il me suffise de répéter ce qu'en a dit une femme célèbre : *cuirasse contre le plaisir, toile d'araignée contre le danger !* Par une métaphore moins élégante, mais tout aussi juste, M. Ricord l'a compa-

(1) Cette enveloppe a été inventée vers le milieu du dernier siècle par un médecin anglais nommé Condom. On la prépare avec l'intestin cæcum des agneaux, lavé, séché et ensuite rendu souple en le frottant entre les mains avec du son et un peu d'huile d'amandes. L'auteur de cette découverte n'en a retiré que honte et mépris. Il fut obligé, pour fuir sa triste célébrité, de changer de nom et de se réfugier dans les colonies.

rée à un mauvais parapluie que la tempête peut crever
ou déplacer, et qui, dans tous les cas, garantissant
assez mal de l'orage, n'empêche pas les pieds de se
souiller. Fréquemment, en effet, cette enveloppe se
déchire ou se déplace, son tissu reste perméable;
enfin, ce qui n'est guère plus rassurant, elle peut,
ayant déjà servi, avoir été incomplétement remise à
neuf..... Autant de causes qui doublent le danger que
l'on voulait éviter en créant une sécurité trompeuse.

Pour toutes ces raisons, et malgré l'éloquent plai-
doyer que M. Diday a récemment publié en sa faveur,
je condamne résolûment l'emploi de ce moyen préservatif, plus propre à provoquer le dégoût qu'à inspi-
rer le désir d'une fonction dont il détruit le principal
attrait. J'accorde volontiers qu'il peut préserver de la
blennorrhagie, et le plus souvent du chancre, quand
l'enveloppe est de bonne qualité, qu'elle reste en
place et ne crève pas. Mais les lotions et injections
vaginales préalables ne sont pas moins efficaces contre
la blennorrhagie, et quant au chancre, les corps gras
en préservent tout aussi bien. —Laissons donc ce triste
vêtement aux timides et froids sectateurs de Mal-
thus !

En dépit du vieil adage : *Sine Baccho friget Venus*,
il faut s'abstenir du coït après de trop fortes libations.
L'ivresse alcoolique, lorsqu'elle ne s'oppose pas aux
rapports sexuels, leur donne un caractère de violence
et d'acharnement toujours nuisible. Bien souvent j'ai
vu des blennorrhagies être la conséquence de rappro-

chements sexuels trop multipliés entre deux individus sains, mais échauffés par des excès de table, les fatigues d'un bal, une orgie nocturne, toutes causes qui rendent les sécrétions plus âcres et les tissus plus irritables.

Un homme cohabite depuis longtemps avec une femme affectée de pertes blanches et ne contracte rien : il est, pour ainsi dire, *acclimaté*. Mais s'il arrive que cette femme se livre à un nouvel amant, celui-ci pourra prendre avec elle une blennorrhagie, et payer ainsi son tribut de voyageur en un pays charmant mais peu salubre. Faites votre profit de cette remarque, et ne vous aventurez pas, sans prendre vos précautions, sur la garantie de la santé d'autrui. Vous pourriez y laisser la vôtre.

Enfin, consultez votre calendrier, et, quelle que soit votre foi, observez fidèlement la loi de Moïse, inscrite au chapitre XV du *Lévitique :*

V. 19. — « La femme qui souffre, ce qui, dans l'ordre de la nature, arrive chaque mois, sera séparée » pendant sept jours. »

V. 25. — « La femme qui, hors le temps ordinaire, » souffre plusieurs jours cet accident, qui ne doit » arriver qu'à chaque mois, ou chez laquelle cet » accident continue lors même qu'il aurait dû cesser, » sera séparée comme elle l'est chaque mois, tant » qu'elle y sera sujette. »

Je n'ai pas besoin de dire que les sept jours imposés par Moïse ne sont pas de rigueur. Il suffit que la séparation ait pour limites la durée de la période menstruelle.

PENDANT. — De grâce, fermez la porte, et parlons bas !

Il y a trois siècles, un médecin célèbre, Nicolas Massa, écrivait dans un livre que l'oubli a respecté : « *Si vero quis cum infecta muliere coire voluerit, quod fatuum est, non moretur in coitu* (1). » Ce précepte, en vieillissant, n'a rien perdu de son utilité. L'amour prudent doit être alerte et égoïste..... Point de pause, de retard volontaire. *Concluez* au plus vite, mais surtout concluez — *intus aut extra*, peu importe en ce moment. Plus tard nous pourrons, s'il le faut, discuter avec qui de droit ce point d'*économie* sociale.

Cette conclusion, à laquelle la nature nous invite par un attrait si puissant, l'hygiène nous la prescrit. Nous ne sommes plus au temps où cette bonne nature avait horreur du vide, et où de graves docteurs soutenaient sérieusement que les matières contagieuses ne pénétraient dans l'urèthre qu'après l'éjaculation, pour combler le vide qui en résultait. Cet acte physiologique est, au contraire, un puissant moyen de chasser hors du canal les impuretés qui auraient pu s'y introduire. Profitez-en donc, et profitez-en chaque fois.

« Si les affections uréthrales, déjà si communes, ne

____

(1) *De morbo gallico*, cap. VI.

sont pas plus fréquentes, c'est peut-être à cette condition qu'il faut le rapporter (1). »

« Encore un petit avis, dit M. Diday, à qui nous »céderons ici la parole : Fonctionner à plusieurs »reprises est permis ; mais il est prudent d'y mettre »une limite. Cette limite, que la raison dicte, la peur »de la contagion doit parfois la rapprocher encore. »Pour peu que l'on soupçonne des pertes blan- »ches, la modération est imposée. Souvent, en effet, »le même autel, qui reste intact après un premier »sacrifice, s'échauffe, s'embrase par la répétition, et »devient un foyer d'incendie. Sans figure, une leucor- »rhée qui serait restée bénigne après un seul rappro- »chement, revêt, par l'excitation redoublée, des »propriétés irritantes, et fournit alors un fluide conta- »gieux. L'homme qui a été l'auteur de cette recru- »descence, en devient la première victime. Ceci est »le résultat de mon expérience. J'en ai vu assez »d'exemples pour appliquer à ce cas l'ancienne et »sage maxime, légèrement amplifiée pour s'accom- »moder aux besoins de l'ardente jeunesse : *Non qua-* »*ter in idem !* »

Tout cela est aussi bien dit que bien pensé. Mais notre spirituel confrère n'est-il pas un peu trop géné- reux ? *Non quater !* c'est beaucoup — au point de vue de l'hygiène — même pour l'ardente jeunesse. Deux sacrifices en une même séance, et convenablement

____

(1) Ricord, *XXIIe Lettre sur la syphilis.*

espacés, nous semblent suffisants. Le troisième est de
trop, et pourrait bien, j'en ai vu maint exemple, allu-
mer cet incendie que notre confrère redoute, et laisser
au sacrificateur un souvenir cuisant de son trop de
zèle pour une divinité suspecte. *Non ter in idem* nous
paraîtrait mieux approprié aux exigences de la prophylaxie, sinon d'un vain amour-propre ou de folles
passions.

APRÈS. — *Omne animal post coitum triste !*..... C'est
le moment où l'Amour détend son arc et ôte son ban-
deau. Le moment où le regret succède à l'entraîne-
ment; l'inquiétude à l'insouciance du danger..... Hâ-
tez-vous de profiter de cette disposition de l'esprit
pour prendre vos précautions. Ne perdez pas une
minute, les instants sont précieux : *fugit irreparabile
tempus !*

Plusieurs auteurs modernes recommandent ici,
comme le meilleur des préservatifs, un lavage complet, attentif, minutieux, de toutes les surfaces que les
matières contagieuses ont pu toucher, de tous les plis
et replis où elles ont pu s'insinuer. Cette précaution
est certainement la plus simple et la plus facile à
exécuter, puisque l'on trouve à peu près partout les
objets nécessaires : une cuvette, de l'eau et du savon.
Mais son efficacité est limitée, en ce sens qu'elle ne
peut garantir de l'infection que dans le seul cas où les
matières contagieuses n'auraient été que simplement
déposées à la surface de la peau ou des muqueuses. Or,

il peut arriver, surtout si le coït a duré longtemps,
que ces matières aient déjà pénétré par imbibition à
une certaine profondeur dans les tissus, ou qu'elles se
soient inoculées dans une éraillure, une érosion, ou
même dans un follicule. Dans ces conditions, il est
évident qu'un simple lavage ne saurait suffire, et qu'il
devient nécessaire, pour se préserver des effets du
virus, de le détruire immédiatement, de le *tuer* sur
place au moyen de substances propres à en neutraliser l'action.

C'est dans ce but que j'ai entrepris, il y a environ
dix ans, une série d'expériences qui m'ont conduit à
la découverte d'un liquide préservatif, que je ne présente pas comme infaillible — car rien, ainsi que je
l'ai dit, ne peut donner en cette matière une sécurité
complète, — mais que je crois préférable, par la faci-
lité de son emploi et par son efficacité, à tous les
moyens qui ont été proposés jusqu'à présent.

Voici la lettre que j'ai adressée à cette époque au
président de l'Académie de médecine et aux journaux
scientifiques, pour faire connaître à cette compagnie
et pour répandre dans le public le résultat de mes
recherches :

« Monsieur le Président,

» En 1842, un médecin, nommé Luna-Caldéron,
fit publiquement, à l'hôpital des Vénériens de Paris,
des expériences d'inoculation, dans le but de démon-

trer l'efficacité d'un préservatif qu'il avait inventé pour neutraliser l'action du virus syphilitique.

» Ces expériences eurent un plein succès. Malheureusement, Luna-Caldéron crut devoir garder son préservatif secret.

» Depuis cette époque, beaucoup d'expériences de ce genre ont été tentées, mais inutilement. M. Ricord, après avoir essayé une foule de substances, fut conduit à déclarer que la *cautérisation seule* pouvait empêcher le développement du chancre primitif, et que l'on ne pouvait compter sur les autres moyens prophylactiques que pour détruire le pus virulent qui n'aurait encore été que déposé sur une surface *restée saine*. (Ricord, *Traité des maladies vénériennes*, p. 180.)

» Malgré cette autorité imposante, je pensai que le règne organique, si riche en matières qui, sans être caustiques, ont cependant une action puissante sur l'économie, devait fournir des substances capables d'annihiler les effets du virus syphilitique implanté dans nos tissus.

» Ma prévision s'est réalisée.

» Après plusieurs tentatives infructueuses, je fis, à la fin du mois dernier, avec un liquide, dont je donne plus bas la formule, trois expériences qui me réussirent. J'étais presque convaincu du succès de ma découverte, lorsqu'un de mes élèves, M. R..., à qui j'en parlai, me proposa de se soumettre à une épreuve décisive.

» Lundi dernier, 14 juillet, je pris du pus à la surface d'un chancre phagédénique, à base indurée, et je l'inoculai aussitôt sur la cuisse gauche de M. R...; puis, trempant de nouveau ma lancette dans le même pus, je *ratissai* la cuisse droite, de manière à enlever, sur une petite étendue, l'épiderme et une partie de la surface du derme. Cela fait, voulant, pour assurer ma conviction, mettre contre mon procédé toutes les chances défavorables, je trempai une seconde fois, et à plusieurs reprises, ma lancette dans le pus virulent, que je déposai ainsi tout chaud, tout vivant, pour ainsi dire, et couche par couche, dans la plaie que j'avais faite. J'attendis ensuite cinq à six minutes, et j'appliquai mon préservatif.

» Le lendemain, le pus inoculé à la cuisse gauche avait produit son effet habituel : une papule enflammée, surmontée déjà d'une petite vésicule, se montrait au point piqué; tandis que la cuisse droite inoculée, je le répète, avec les circonstances les plus favorables à l'action du virus, ne présentait rien, si ce n'est une petite croûte sèche recouvrant la plaie que j'avais faite.

» Je conduisis aussitôt M. R... chez M. le docteur Cullerier, qui constata le résultat obtenu. Cet habile et excellent confrère m'autorisa même à invoquer son témoignage dans le compte rendu que je ferais de cette observation.

» Le surlendemain, mercredi 16 juillet, le pus inoculé à la cuisse gauche avait fait de nouveaux progrès; la vésicule était devenue une pustule entourée d'une auréole très enflammée; à la cuisse droite, c'était toujours la même croûte sèche et inerte. Je conduisis M. R... chez M. Ricord, qui constata, comme M. Cullerier l'avait fait la veille, le résultat de mon expérience. Après quoi, jugeant qu'il était prudent d'arrêter cette évolution dangereuse, je cautérisai fortement la pustule avec de l'acide azotique monohydraté.

» Cette épreuve m'avait donné une telle confiance dans l'efficacité de mon procédé, que je n'hésitai pas à en faire une expérience publique. Vendredi dernier, 18 juillet, à une des séances de mon cours, je me *ratissai* le bras gauche avec une lancette trempée dans le même pus, et dont j'avais la veille essayé la virulence en inoculant un singe, qui porte actuellement un chancre parfaitement développé. Je fis immédiatement la même opération à deux de mes élèves, MM. Albanel et Moreau, qui me le demandèrent spontanément. Après six minutes, j'appliquai mon préservatif, et aujourd'hui, lundi 21 juillet, rien n'a paru, si ce n'est la petite croûte sèche recouvrant les écorchures (1).

» Et maintenant, monsieur le Président, convaincu qu'il est indigne du médecin de garder le secret des découvertes qu'il croit avoir faites dans le but d'affranchir l'humanité d'une partie de ses maux, je n'hésite pas à livrer à l'Académie la formule du liquide que j'emploie :

____

(1) Quelques jours après, toute trace d'inoculation avait disparu; et, depuis ce temps, nul symptôme local ou constitutionnel ne s'est produit sur aucun de nous.

Alcool rectifié à 40 degrés Cartier ou 95 Gay-Lussac. 40 grammes.
Savon mou de potasse avec excès de base............. 40 grammes.

Faites dissoudre et filtrez ;

Puis, ajoutez :

Huile essentielle de citron rectifiée.............. 20 grammes (1).

» Ce liquide, n'est nullement caustique ; déposé en grande quantité sur la muqueuse des organes génitaux, il détermine seulement une légère sensation de chaleur. Son application doit durer une minute environ, puis on lave la partie avec de l'eau fraîche.

» Permettez-moi, monsieur le Président, de faire, en terminant, deux remarques importantes :

» La première est relative au procédé opératoire que j'ai suivi dans mes inoculations. Vous avez dû observer que j'inocule en *ratissant* la surface de la peau, et cela pour imiter jusqu'à un certain point le mode suivant lequel se fait le plus ordinairement l'inoculation normale dans les rapports sexuels, et aussi pour faciliter la pénétration du liquide neutralisant. C'est, d'ailleurs, le procédé que suivait Luna-Caldéron dans ses expériences.

» La seconde remarque est relative au temps qui doit s'écouler entre le moment de l'inoculation et celui où j'applique mon préservatif. J'ai réussi avec six mi-

(1) J'ai depuis, et après de nouveaux essais, modifié cette formule de la manière suivante :

Alcool ordinaire...................... 30 grammes.
Savon mou de potasse avec excès de base. 20 grammes.
Essence de citron rectifiée............. 15 grammes.

nutes (minimum du temps nécessaire pour faire une ablution préservative après un contact suspect); mais je n'ai pas essayé après un temps plus long; cependant tout me porte à croire que j'aurais pu réussir en attendant beaucoup plus.

» Agréez, monsieur le Président, etc.

» Ed. L. »

Paris, 22 juillet 1851.

Si l'on cherche à comprendre de quelle manière se produit l'effet prophylactique de ce liquide, on reconnaît aisément qu'il est la conséquence d'une double action. D'une part, l'alcool et l'essence de citron, étant des substances très volatiles, pénètrent rapidement dans les tissus et neutralisent, par leur activité spéciale, le virus syphilitique qui a pu s'y introduire; d'autre part, le savon qui entre en grande proportion dans le mélange permet un lavage aussi complet et aussi *entraînant* que possible de tous les points où ce même virus n'aurait été que superficiellement déposé. J'ajouterai que la consistance oléagineuse du liquide facilite singulièrement son application. Quelques gouttes versées sur les parties qui viennent de subir un contact suspect, et étendues ensuite au moyen de frictions faites avec les doigts, suffit à son emploi. Une minute après, je le répète, on effectue le lavage avec de l'eau simple.

J'ai recueilli depuis dix ans un grand nombre de

faits confirmatifs des expériences qu'on vient de lire. En voici un, entre autres, que je rapporte parce qu'il donne, sous une forme assez piquante, sinon une démonstration rigoureusement scientifique, du moins une idée saisissante du pouvoir prophylactique de mon procédé :

Un jeune médecin reçoit un jour dans son cabinet un client affecté de deux chancres sur le prépuce. Il examine, constate la nature du mal, et formule sa prescription.

— Et vous, docteur, lui dit le malade, comment vous portez-vous?

— La question est au moins indiscrète. Que voulez-vous dire?

— Je veux dire, réplique le malade, que vous devez être dans une situation à peu près semblable à la mienne, puisque le jour où j'ai contracté mes chancres, vous avez vous-même, ainsi que je l'ai su plus tard, galamment puisé à la source où je les ai pris.

Le docteur sourit, et, pour toute réponse, montra à son client un petit flacon contenant mon liquide, en lui recommandant d'en faire usage à l'avenir.

Depuis l'invasion de la syphilis en Europe, c'est-à-dire depuis la fin du xve siècle, presque tous les médecins qui se sont occupés spécialement de cette maladie, ont cherché les moyens de la prévenir. Dans l'ignorance où l'on fut d'abord de son véritable mode de contagion, et dans l'opinion généralement répandue qu'elle pouvait se transmettre à distance et se propager, à la manière des maladies épidémiques, par l'air, par l'eau, les aliments, etc. (1), personne ne dut songer à des préservatifs particuliers. Des édits, des règlements d'une police barbare, ordonnant la séquestration des vérolés, et même prescrivant contre eux des châtiments corporels, furent les premiers moyens qu'on employa pour s'opposer à l'extension du fléau. Les riches étaient contraints de s'emprisonner dans leurs demeures; les pauvres étaient chassés et menacés de mort, abandonnés même des médecins, qui se voyaient impuissants à combattre leur mal : « Pauperes hoc malo laborantes expellebantur » ab hominum conversatione, tanquam *purulentum* » *cadaver;* derelicti a medicis (qui se nolebant intro- » mittere in curam) habitabant in arcis et silvis. » (Laur. Phrisius, *De morbo gallico.*)

Mais dès qu'on sut que la syphilis ne se communiquait que par le coït, ou par tout autre contact *immédiat;* dès qu'on en connut la cause spéciale, et que les propriétés du virus syphilitique furent nettement

______

(1) Témoins l'histoire si connue du cardinal Wolsey, accusé d'avoir voulu donner la vérole au roi d'Angleterre Henri VIII, en lui parlant à l'oreille; et ce spirituel passage du livre de Fallope, où ce médecin se moque agréablement de ceux qui, pour défendre l'honneur de certaines femmes, disaient qu'elles avaient pris la vérole par le moyen de l'eau bénite : « Et quamvis quidam summæ auctoritatis voluerint défendere » castas matronas, dicentes eas fuisse aquâ benedictâ infectas. Infectio » illa habuit originem per unum asperges..... scio ego. » (*Tract. de morbo gallico*, chap. XIII.)

définies (1), on s'occupa de découvrir des agents directs de préservation, c'est-à-dire des substances capables de neutraliser le poison vénérien inoculé pendant le coït.

Le vin blanc et le vinaigre furent les premiers liquides dont on prescrivit l'usage. Nicolas Massa les recommande particulièrement au chapitre VI de son livre *De morbo gallico* : « Quod si forte quis muliere » infecta coiverit, laventur partes illæ post coitum cum » vino albo, vel cum aceto quod magis placet, ut fiat » confortatio membri et prohibitio corruptionis ad » illam malam qualitatem, et sic set in suo robore

(1) C'est Fernel, médecin du roi de France, Henri II, qui, le premier, reconnut et définit d'une manière exacte le virus syphilitique, qu'il compare au virus de la rage ou du scorpion. Voici ce qu'il dit au chapitre IV de son livre, *De luis venereæ curatione perfectissima*, 1557 : « De origine » haud magna contentione decertem, sed de illius causa, de vi et natura, » ex qua curandi ratio omnis ducenda. Primum autem occultám et vene- » natam illius esse naturam, tum ex invasionis modo, tum ex iis, quæ mox » tradentur, perspicuum fiet. Atque cum neminem unquam hac lue labe- » factaverit *inquiati aeris inspiratio*, non debet ea inter epidemias recen- » seri. Quum *nec alimentorum impuritate, nec vitio* unquam sit orta, non » numerabitur in simpliciter venenatis. Restat igitur habeatur in conta- » giosis. Veneni quidem ac perniciei hujus vis et efficacia tempore deli- » tescit et tempore copiosis signis et argumentis se prodit. Utque *rabidi* » *canis* aut *scorpionis*, itat hujus venenum, ab ea sede, quæ sit conta- » gione labefacta, sensim in omne corpus perreptat atque sævit, ut plane » contagiosorum morborum naturam imitetur. »

Ainsi, pour la première fois, depuis son invasion en Europe, la maladie vénérienne était exactement classée dans le cadre nosologique. C'est une maladie contagieuse qui ne se transmet ni par l'air, ni par les aliments, dont le principe est un virus particulier, analogue au virus de la rage ou au venin du scorpion.

»membrum confirmatum. » Et plus loin : « Si vero
»quis cum infecta muliere coire voluerit, quod fatuum
»est, lavetur vulva cum vino aut aceto, et membrum
»virile cum aceto; quoniam non sinit imprimere ma-
»lam illam qualitatem, et non moretur in coitu. Et
»post lavetur membrum virile ut supra. Et contra, si
»mulier cum viro infecto coiverit, lavet viri membrum
»et vulvam, et non morentur in coitu. »

Déja, en 1290, Laufranc ordonnait de laver la verge
avec de l'eau vinaigrée, non pour se préserver de la
syphilis qui, à cette époque, n'existait pas encore en
Europe, mais comme moyen prophylactique contre les
affections non virulentes des organes génitaux, qui,
de tout temps, ont pris naissance à la suite de rapports avec des femmes malpropres ou malsaines : « Si
»quis vult membrum ab omni corruptione servare,
»cum recedit a muliere quam habet suspectam de
»immunditia, lavet illud cum aqua aceto mixta. »

Le jus de citron a également joui d'une grande
faveur. Fracastor, dans son beau poëme sur la syphilis, l'a célébré par les vers suivants :

> Sed neque carminibus neglecta silebere nostris
> Hesperidum decus, et medarum gloria CITRE
> Sylvarum. . . . .
> . . . .
> Ergo ubi nitendum est cæcis te opponere morbi
> Seminibus, *vi mira arbor cithereia præstat.*

Gabriel Fallope, qui attachait une telle importance
à la prophylaxie de la syphilis, qu'il aurait cru, disait-
il, n'avoir rien fait s'il n'avait appris aux hommes les

moyens de se garantir de la vérole, vanta diverses lotions faites sur le gland avec des liquides vulnéraires tirés du mercure et du gaïac, ainsi qu'une enveloppe de linge séché après avoir été préalablement imbibé d'une décoction de plantes aromatiques et astringentes. Il affirme avoir fait l'épreuve de ces moyens préservatifs sur plusieurs centaines d'individus, et il prend Dieu à témoin qu'il a toujours réussi : « Ego feci ex- » perimentum in centum et mille hominibus, et Deum » testor immortalem nullum eorum infectum. » (*De morbo gallico tractatus*, cap. LXXXIX.)

Pierre Agathus (1564) a beaucoup loué les décoctions aromatiques ; Petronius les lotions d'urine et d'eau-de-vie camphrée. En 1690, Ettmuller, professeur à Leipsick, conseilla de se laver avec de l'essence de térébenthine mêlée au vin. Palmarius crut à l'efficacité d'une décoction vineuse de gaïac. De Mahon (1770) recommanda les lavages avec une solution d'alun. Un an plus tard, le docteur anglais Warren donna des préceptes minutieux qui consistaient, *ante coitum*, en un graissage préalable avec une pommade astringente ; *post coitum*, en des lotions et injections avec une lessive alcaline.

Gardanne (1772) préconisa un préservatif composé d'un mélange d'eau distillée, d'eau de chaux, d'alcool et de sublimé corrosif. Ce liquide, perfectionné par Cezan, qui y ajouta une forte décoction de vulnéraire, acquit une telle réputation qu'on l'achetait jusqu'à un louis le flacon. Guilbert de Préval le vanta comme une panacée, sous le titre pompeux d'*eau phagédénique admirable*, ce qui lui valut toutes sortes d'humiliations. Voulant faire des expériences pour prouver son efficacité, il s'adressa au Parlement, qui, pour des raisons de moralité, lui refusa son autorisation. La Faculté de médecine le raya de la liste de ses docteurs régents, le traitant d'*homme sans mœurs et sans probité*, de *fripon* et d'*infâme*. La docte compagnie, qui, à cette époque, ne possédait encore qu'à une très faible dose cette suprême raison dont Voltaire venait d'illuminer son siècle, profita de l'occasion pour flétrir tous les moyens analogues «comme ouvrant la porte au libertinage, et produisant un déréglement dont devaient souffrir la population, le bon sens et la pureté des mœurs!»

En 1774, Peyrilhe proposa l'ammoniaque étendue d'eau. Hunter, Fordyce, Mederer, à l'imitation de Warren, recommandèrent les lotions et injections avec une solution légère de potasse caustique. Déjà ce dernier liquide était connu en France sous le nom de *lotion antivénérienne*. Hunter prescrivit encore, comme propre à empêcher l'infection vénérienne, l'eau de chaux et une solution de sublimé corrosif à la dose de 2 grains pour 8 onces d'eau.

Nous avons vu qu'en 1812, Luna Calderon avait découvert un préservatif dont l'efficacité fut mise hors de doute par des expériences publiques faites à l'hôpital des Vénériens de Paris. Mais sa tentative ayant été mal accueillie, il mourut en emportant son secret. Ce sont ces expériences qui, ainsi que je l'ai dit, m'ont suggéré l'idée de me livrer moi-même aux recherches dont j'ai parlé plus haut.

Un peu plus tard, le docteur Malapert conseilla l'emploi déjà indiqué par Hunter, d'une solution de bichlorure de mercure. En 1828, Coster, pensant que le chlore avait la propriété de détruire le virus syphilitique en lui enlevant son hydrogène, fit des essais sur l'homme et sur les animaux avec les chlorures de soude et de chaux. Ces essais eurent, dit-on, un plein succès. Des lotions et des injections chlorurées furent prescrites à plusieurs individus qui s'exposaient fréquemment avec des femmes infectées, et pas un seul ne contracta la maladie vénérienne.

M. Ricord a également recommandé les lotions chlorurées (de l'eau contenant un cinquième de liqueur Labarraque). Les acides et les alcalins étendus d'eau de manière à n'être pas caustiques, l'alcool, le vin, la solution de sulfate de zinc et d'acétate de plomb (1), lui ont aussi paru offrir quelque utilité. Toutefois d'après ce médecin, l'efficacité de ces diverses substances se bornerait à neutraliser le virus qui

---

(1) Cette solution, que l'on emploie journellement dans le traitement de la blennorrhagie uréthrale sous le nom d'*injection Ricord*, a été imaginée par Benjamin Bell ; on la trouve au n° 19 de son formulaire, indiquée de la manière suivante :

     Zinc vitriolé.	1 scrupule.

Dissolvez dans

     Eau distillée.	10 onces.

Et ajoutez

     Vinaigre lithargiré.	20 gouttes.

Pour faire des injections. (B. Bell, *Traité de la gonorrhée virulente*, t. I, p. 562.)

n'aurait encore été que déposé sur une surface restée saine. Quand le pus virulent a pénétré dans les tissus, aucun moyen, si ce n'est la cautérisation des parties, à une profondeur qui dépasse celle des points contagionnés, ne peut en empêcher les effets. — On a vu que les expériences de Luna Calderon et les miennes ont prouvé le contraire.

Tels sont les principaux moyens prophylactiques qui ont été successivement proposés avant nous contre les maladies vénériennes (1). Il me reste, pour compléter cette énumération, à dire quelques mots d'un liquide préservatif inventé dans ces derniers temps par un médecin de Lyon, M. Rodet.

Ce liquide a pour formule :

Eau distillée	32 grammes.	
Perchlorure de fer sec	4	—
Acide chlorhydrique	4	—
Acide citrique	4	—

Des expériences publiques faites à l'Antiquaille ont démontré qu'en appliquant et en maintenant pendant une heure, sur une piqûre d'inoculation, un plumasseau de charpie ou un linge préalablement imbibé de cette solution, on empêche le développement du chancre. — Voilà qui est bien, et j'y crois facilement.

____

(1) J'ai emprunté quelques-uns des détails historiques qui précèdent à l'excellente thèse de M. le docteur Ch. Davila, un de mes anciens élèves, aujourd'hui médecin très distingué et professeur à l'École de médecine de Buckarest. Cette thèse a pour titre : *De la prophylaxie de la syphilis*, Paris, 1853.

Mais, malgré le succès de ces expériences, ce n'est pas là, n'en déplaise à notre confrère lyonnais, ce qu'on peut appeler un liquide préservatif. Il est trop irritant et demande trop de temps pour agir. — Imaginez un galant homme, après un coït suspect, s'enveloppant toute la verge, le pubis et la moitié antérieure du scrotum, en un mot, toutes les parties qui peuvent avoir été contaminées, avec une couche épaisse de charpie, ou avec un linge en plusieurs doubles fortement imbibé d'une telle préparation ! Et dans cette triste situation, attendant une heure, immobile, pour ne pas déranger le pansement ! Certes, si galant qu'on le suppose, je doute fort que notre homme retourne jamais auprès du beau sexe avec la perspective de renouveler une semblable expérience. La première d'ailleurs aura suffi pour le mettre hors d'état de recommencer de sitôt. — Ajoutons que ce liquide, fût-il susceptible d'une application réelle, aurait encore le grave inconvénient de tacher horriblement le linge, et de laisser ainsi sur les vêtements des marques dont on serait peu flatté, en général, de faire connaître l'origine (1).

(1) Un honorable pharmacien de Lyon, M. Burin du Buisson, a récemment proposé, dans une brochure répandue à un grand nombre d'exemplaires, de modifier de la manière suivante le liquide de M. Rodet :

Eau pure......................	24 grammes.
Perchlorure de fer liquide à 30°......	12 —
Acide citrique..................	4 —

Cette préparation n'est guère moins irritante que l'autre, et nous ne voyons pas en quoi elle lui serait préférable. Il est vrai que l'auteur,

Ce qu'il faut surtout rechercher dans un liquide préservatif, c'est, après son pouvoir neutralisant, la facililité et la rapidité de son emploi. Sous ce double rapport, celui que nous avons inventé l'emporte de beaucoup sur tous les autres, puisque, d'après l'expérience que j'en ai faite à mes risques et périls, une minute suffit pour assurer la préservation. Il n'a pas l'inconvénient de salir le linge, et de plus, par l'alcool,

dans un but à la fois philanthropique et commercial, réduit à un quart d'heure la durée du pansement, lequel devra être précédé d'un lavage et complété par une injection uréthrale avec un mélange d'eau et du liquide. — Ainsi le galant, avant de se mettre en campagne, devra se munir : 1° d'un flacon du liquide, 2° d'un paquet de charpie, 3° de plusieurs compresses de formes et de dimensions variées, 4° de bandelettes de toile ou de sparadrap pour fixer le pansement, 5° d'une seringue à injections, 6° d'un coffret pour enfermer et emporter le tout. Que Vénus lui soit propice !

Nous formons d'autant plus volontiers ce vœu, que l'emploi général et obligatoire de ce procédé « *aussi simple que facile* » aurait, d'après l'auteur de la brochure, les plus magnifiques résultats : « en *dix années* la vérole serait éteinte....., le *serpent de Laocoon* cessera de nous embrasser dans ses ignobles replis....., l'État réaliserait plusieurs millions d'économie....., le *rayon de majesté divine* que le créateur a mis en l'homme ne serait plus obscurci....., on aurait des hommes dans l'acception vraie du mot, vigoureux, sains de corps, forts et robustes comme de *vrais fils d'Adam*.....; enfin on pourrait dire *avec vérité* que l'armée française est bien réellement la *première armée du monde !!* » (*Praphylaxie de la syphilis*, broch. in-8, Lyon, 1860, pages 22 et 23.)

Tout cela est fort beau. Malheureusement l'auteur a omis un détail qui ne serait cependant pas inutile : c'est de nous faire connaître les expériences qui prouveraient l'efficacité du liquide appliqué pendant un quart d'heure seulement. Or, M. Rodet dit positivement qu'il faut une heure : « Il suffit que la charpie ou le linge soit maintenu appliqué *pendant une heure*, pour que la préservation soit complète. » (*Ibid.*, page 10.)

l'essence de citron et le savon qu'il renferme, il constitue, non pas une drogue pharmaceutique repoussante, mais plutôt un cosmétique d'une odeur agréable, et d'un usage en tout approprié aux délicates exigences du moment.

Le liquide de M. Rodet nous conduit naturellement à parler de la cautérisation du chancre à son début.

Soit que l'on ait fait usage de moyens préservatifs, soit, ce qui arrive le plus souvent, qu'on ait négligé de s'en servir, il faut toujours, après un coït suspect, s'observer attentivement pendant les quinze ou vingt jours qui suivent, et, dès qu'on s'aperçoit de la plus petite solution de continuité, d'une érosion, d'une éraillure, d'une vésicule, d'une pustule, en un mot, d'une lésion quelconque d'apparence douteuse, la *cautériser immédiatement.*

Ce précepte n'est pas nouveau. Il a été pour la première fois donné en 1512 par Jean de Vigo, dans son livre sur la maladie vénérienne : « In » primis veniendo ad originem morbi, videlicet ad » pustulas quæ solent accidere in virgâ, *sine aliqua* » *temporis intermissione,* protinus *medicamine acuto* » malignitatem earum interficiente, *sunt delendæ,* ut » exinde earumdem malitia per totum corpus non » extendatur. » (J. de Vigo, *De morbo gallico tractatus.*) Depuis lors, de nombreux auteurs ont également recommandé la destruction abortive des chancres. Je citerai parmi les plus célèbres, Hunter, Cullerier et surtout M. Ricord qui, plus que tout autre, a insisté avec autant d'autorité que de raison pour en populariser l'emploi.

Le chancre, en effet, est toujours à son début une maladie locale. Le plus souvent même, il naît, se développe et se cicatrise sans infecter· l'économie. Dans d'autres cas, il est vrai, sous l'influence de certaines conditions inhérentes soit aux constitutions individuelles, soit à la région qu'il occupe, soit peut-être aussi à la qualité du virus inoculé, cet accident devient le point de départ d'un empoisonnement général. Mais, quelles que soient ses conséquences, en d'autres termes, qu'il soit simple ou infectant, le chancre, je le répète, est toujours primitivement borné, comme influence pathologique, à la région qu'il affecte. L'infection constitutionnelle, loin d'être, comme le supposent encore certains syphilographes, antérieure au développement du chancre, est au contraire un phénomène consécutif qui demande un certain temps pour se produire.

La conséquence pratique de ce fait, que je pose ici en principe, me réservant de le démontrer ailleurs, c'est qu'en détruisant le chancre à sa naissance, on étouffe, pour ainsi dire, la vérole dans son germe, on tarit la source où l'économie allait bientôt puiser la matière virulente qui devait l'empoisonner.

Malheureusement, nous ignorons et peut-être ne saurons-nous jamais l'époque précise à laquelle se fait l'infection syphilitique. Mais en savons-nous davantage relativement au temps nécessaire à l'absorption du virus rabique, du venin de la vipère, du virus charbonneux, etc.? Les quatre jours pendant lesquels, suivant M. Ricord, le chancre infectant resterait accident local, ne m'inspirent pas grande confiance, d'autant plus qu'il s'agit des quatre jours qui *suivent la contagion*, et que le plus souvent le chancre demande un temps beaucoup plus long pour se montrer. C'est pourquoi, sans préciser d'époque, ce qui est impossible, nous donnons le conseil de cautériser immédiatement, *sine intermissione temporis*, comme disait J. de Vigo, ainsi qu'on a coutume de le faire lorsqu'il s'agit de la morsure d'un chien enragé, de la piqûre d'un reptile venimeux ou de la pustule maligne.

Mais en supposant même l'infection antérieure au développement du chancre, ou déjà produite quand le malade se présente à nous, il y a encore avantage à cautériser. Car, s'il n'est pas permis, dans ce cas, d'empêcher les manifestations de la vérole, on peut du moins, ainsi que le prouvent les deux observations que nous avons rapportées pages 10 et 51 de cet ouvrage, espérer la destruction de l'ulcère primitif, dont les conséquences locales, s'il venait à se compliquer de phagédénisme ou à produire des bubons, peuvent être désastreuses, et qui d'ailleurs peut devenir lui-même un foyer d'infection pour d'autres individus.

La cautérisation du chancre à son début, ou, pour mieux dire, de toute érosion ou ulcération suspecte, est donc, sous quelque point de vue qu'on se place, un moyen prophylactique de la plus haute valeur.

« Qu'on y songe bien, dit M. Ricord, c'est dans le traitement abortif du chancre qu'est tout l'avenir de la vérole, et la possibilité d'éteindre cet épouvantable fléau. Prêchez donc cette vérité aux gens qui s'exposent..... obligez-les, par intérêt, à une attention minutieuse, et, par une destruction hâtive de toute ulcération suspecte, sauvez à la fois de l'empoisonnement général les sujets déjà souillés et ceux qu'ils pourraient infecter à leur tour ! » (*Leçons sur le chancre*, page 207.)

J'ai dit quelles sont, contre le chancre et ses conséquences pathologiques, les ressources de la prophylaxie. Ressources généralement suffisantes, si on y a recours en temps opportun. Mais que faire, après un coït suspect, contre le danger le plus commun, contre la blennorrhagie (1) ?

La prophylaxie est ici moins riche que pour le chancre. Elle se réduit à deux moyens très simples.

D'abord uriner le plus tôt possible, suivant le salu-

(1) J'ai volontairement omis de parler des diverses tentatives de *vaccination syphilitique* qui ont été faites dans ces derniers temps, et dont les résultats n'ont pas répondu aux généreux efforts de leurs auteurs. Toutefois, je ne crois pas qu'il faille se décourager encore ; et déjà on peut entrevoir pour l'avenir la réalisation possible de cette découverte. Il existe, en effet, certaines formes très légères de syphilis qui guérissent très vite et spontanément, formes que l'on pourrait appeler des *syphiloïdes*, tant leurs symptômes sont atténués. Or, s'il était démontré que ces formes dépendent uniquement de la *qualité* du virus inoculé, ce que je soupçonne, peut-être trouverait-on dans ce fait un élément nouveau pour la solution du grand problème que nous signalons.

taire exemple des docteurs de l'École de Salerne, qui en ont ainsi formulé le précepte :

> *Post coitum si mingas,*
> Apte servabis urethras.

Faites donc en sorte d'avoir toujours de l'urine dans la vessie. Ce liquide convenablement et *méthodiquement* expulsé, c'est-à-dire en pinçant et en lâchant alternativement le méat pour rendre le jet plus rapide, balayera le canal de toutes les impuretés qui auront pu s'y introduire et se déposer à sa surface.

Ensuite, et comme second moyen destiné à compléter le premier, dirigez dans le bout de l'urèthre encore entr'ouvert par un reste d'érection, et maintenu verticalement relevé, un mince filet d'eau pure ou légèrement vinaigrée, que vous laisserez tomber d'une certaine hauteur pour en faciliter l'introduction. J'ai imaginé depuis longtemps ce moyen pour suppléer aux injections que certains auteurs ont proposées, sans songer à la difficulté, et le plus souvent même à l'impossibilité d'y avoir recours en un pareil moment (1).

Terminons en résumant, pour les praticiens, sous la forme de préceptes distincts, les enseignements que contient ce chapitre.

(1) M. Diday, il est vrai, s'est préoccupé de cette difficulté. Pour la résoudre il a inventé « une charmante petite seringue, instrument mignon long de 6 centimètres à peine, qui se porte *tout chargé* dans la poche du gilet. » Cet instrument se trouve chez M. Charrière, où chacun pourra soit le voir, soit en faire confectionner de semblables. Avis aux amateurs!

I. — *Avant l'acte*, inspection minutieuse des surfaces qui vont être exposées, pour s'assurer de leur parfaite intégrité.

II. — Exiger de la femme des lotions et injections vaginales préalables, soit avec de l'eau pure, soit, ce qui est préférable, avec de l'eau légèrement astringente ou aromatisée.

III. — Enduire la verge d'un corps gras non liquide, tel que le cold-cream ou l'axonge.

IV. — S'abstenir du coït dans l'état d'ivresse alcoolique, et se séparer de corps pendant toute la durée de chaque époque menstruelle.

V. — *Pendant l'acte*, éviter tout retard volontaire; *non morari in coitu*, selon la juste expression de Nicolas Massa, et terminer complétement.

VI. — Modérer ses désirs, et s'imposer une sage limite dans la répétition de l'acte, surtout si l'on soupçonne des pertes blanches. Laissez l'autel se refroidir avant de recommencer le sacrifice. *Non ter in idem!*

VII. — *Après l'acte*, faire immédiatement usage, selon les règles de l'art, du préservatif que nous avons indiqué, et procéder ensuite à un lavage attentif et prolongé avec de l'eau pure.

VIII. — Expulser l'urine le plus promptement possible, en ayant soin de pincer et de lâcher alternativement le méat, afin que le flot du liquide, un instant retenu, s'échappe avec plus de force, et balaye efficacement le canal.

IX. — Diriger dans l'urèthre, verticalement relevé, un mince filet d'eau pure ou légèrement acidulée, en le laissant tomber d'une certaine hauteur, pour faciliter la pénétration du liquide.

X. — Les jours suivants, s'observer avec la plus minutieuse attention, et cautériser sans retard toute plaie, toute écorchure, toute érosion, en un mot toute solution de continuité suspecte.

Ces préceptes, comme on le voit, ne présentent, dans leur application, aucune difficulté sérieuse ; surtout dans les circonstances où ils sont le plus utiles, c'est-à-dire, dans les relations avec cette classe de femmes, chaque jour plus nombreuse, chez qui la vénalité tient la place du sentiment. Rigoureusement suivis, ils auraient pour effet, j'en ai la conviction, de réduire dans une proportion énorme les cas de maladies vénériennes. Mais seront-ils suivis ? nos conseils, auxquels on accordera du moins le mérite du désintéressement, seront-ils écoutés ? Hélas ! je crains fort de n'avoir prêché que dans le désert..... Car telle est la puissance de l'instinct sexuel, qu'il efface en nous l'instinct du danger. De loin et longtemps d'avance, on voit le péril, on le redoute ; de près et le moment venu, il disparaît dans l'éblouissement du désir. Et alors, adieu la prudence et les sages précautions ! Loin de nous tout ce qui peut retarder le plaisir convoité ou refroidir l'ardente passion !... L'exaltation érotique peut même égarer à ce point la raison, que l'aveu du mal n'est pas toujours un frein suffisant. La femme qui en est l'objet apparaît, dans l'imagination troublée, ornée de toutes les perfections; elle ne peut pas, elle ne doit donc pas être malade; son aveu n'est qu'une feinte adroite et délicate pour éprouver notre amour..... Et, chose plus étonnante encore, nous voyons tous les jours des individus qui ont acquis à leurs dépens la preuve du contraire, persister quand même dans leur étrange aveuglement! Ils viennent nous consulter pour un chancre infectant; déjà la vérole les a marqués de ses premiers stigmates, écoutez-les : ils ont la certitude que leur maîtresse était *parfaitement saine !*

Que peuvent les leçons de l'hygiène contre de tels entraînements? Peu de chose en vérité. Aussi, malgré tant d'efforts pour l'arrêter, la syphilis a-t-elle continué et continue-t-elle à faire par le monde son triste chemin. Et ainsi continuera-t-elle, jusqu'à ce qu'une police sanitaire, vigoureusement organisée, en ait étouffé le foyer, ou qu'un nouveau Jenner, ce qu'on peut espérer dans l'avenir, en ait trouvé le vaccin.

RÉSUMÉ ANALYTIQUE

DES PRINCIPALES OBSERVATIONS CLINIQUES

PUBLIÉES

DEPUIS NOS TRAVAUX SUR LA LOI DE TRANSMISSION DES ACCIDENTS
SECONDAIRES DE LA SYPHILIS,

Pour prouver, conformément à cette loi, que l'accident initial ou primitif
qui dérive de cette transmission est un chancre infectant.

----

*Analyse de dix observations publiées par M. Rollet en février,
mars et avril* 1859 *dans les* Archives générales de médecine.

Obs. I. — Enfant de cinq mois portant aux fesses et aux
parties génitales une éruption de larges papules excoriées;
sur la muqueuse des joues et des lèvres, des plaques muqueuses. Enrouement, diarrhée, grand amaigrissement. Cet
enfant a infecté sa nourrice.

Celle-ci présente sur le mamelon droit une ulcération de la
largeur d'une pièce de un franc, un peu saillante, indurée;
deux ganglions de l'aisselle correspondante ont le volume
d'une grosse noix; l'engorgement axillaire est indolent. Rien
aux parties génitales. Cette lésion présente évidemment tous
les caractères du chancre primitif et infectant.

Obs. II. — Enfant âgé de six mois ayant dans la bouche

dès plaques opalines, de larges papules excoriées aux fesses, un érythème papuleux sur le tronc.

La nourrice porte sur le mamelon une plaque rouge, très manifestement indurée, avec engorgement axillaire multiple; elle a une roséole sur le tronc et les membres, des taches grises sur les amygdales. Ces derniers accidents ont paru au moment où le chancre du mamelon finissait de se cicatriser.

Obs. III. — Enfant présentant des plaques muqueuses à la bouche, aux commissures des lèvres, à l'anus et à la vulve. Mort à six mois.

La nourrice a eu aux deux seins, autour du mamelon, des plaques rouges laissant suinter un liquide purulent, et accompagnées d'induration, avec engorgement des glandes de l'aisselle. A la suite se sont produites des plaques muqueuses à la bouche et à la vulve. Pas de trace de chancre aux parties génitales.

Le mari de cette femme et ses enfants sont bien portants.

Obs. IV. — Une femme prend pour nourrisson une petite fille, chez qui se manifestent, trois mois et demi après, des plaques muqueuses à la vulve, et sept mois plus tard des plaques semblables aux lèvres, avec une éruption sur tout le corps.

Cette femme contracte des boutons au sein droit, accompagnés d'engorgement axillaire du même côté, et suivis un peu plus tard de céphalalgie, d'alopécie, de deux plaques muqueuses autour du mamelon, de rougeur et ulcération des amygdales, de croûtes dans les cheveux. Rien à la vulve.

Obs. V. — Une femme bien portante prend un nourrisson âgé de quatre mois, jusque-là nourri au biberon. Cet enfant avait des plaques blanches aux lèvres, et éprouvait de la difficulté à avaler. Il mourut au bout de trois jours.

Trois semaines après se développent à chaque sein, autour

du mamelon, trois gros boutons rouges et humides qui plus
tard se transformèrent eu plaques muqueuses. Engorgement
des ganglions de l'aisselle. Céphalalgie et éruption générale
consécutives. Les parties génitales, examinées au spéculum,
n'ont présenté aucune trace d'accidents primitifs.

Obs. VI. — Une dame X... présente une éruption générale
d'érythème papuleux syphilitique, de l'alopécie, des croûtes
dans les cheveux avec engorgement des ganglions sous-occi-
pitaux ; plaques muqueuses dans la bouche, taches grises sur
les amygdales, mais rien aux parties génitales.

Son mari est d'une santé parfaite et n'a jamais eu de maladie vénérienne.

Cette dame était accouchée six mois auparavant d'une
petite fille bien portante. L'enfant éprouvant de la difficulté à
prendre le sein, on s'était adressé à une femme du voisinage
qui, moyennant rétribution, était venue plusieurs jours de
suite opérer la succion. Or, quelque temps après, il était survenu au mamelon gauche de la dame X... une crevasse qui
s'était agrandie, avait amené l'engorgement des glandes de
l'aisselle, et avait néanmoins fini par se cicatriser.

Au moment de l'examen, il y avait à la base du mamelon
gauche une large induration bien caractérisée, et dans l'aisselle deux glandes ayant chacune le volume d'une noix, mais
non douloureuses.

Quant à la femme qui avait opéré la succion, on apprit
qu'elle avait eu d'abord des accidents syphilitiques aux parties génitales, accidents que son mari lui avait communiqués
et dont elle avait guéri sans traitement. Plus tard il survint
au gosier d'autres lésions, des plaques muqueuses qui du-
raient depuis six mois au moment de ses rapports avec la
dame X...

Obs. VII. — Un ouvrier en soie, âgé de vingt-cinq ans, qui
jamais n'avait eu de maladie vénérienne, a été mordu à la

lèvre supérieure, dans une rixe avec un de ses camarades. Il en est résulté des plaies qui ont mis plus de deux mois à se cicatriser, et qui ont donné lieu à deux noyaux fortement indurés, et à une adénite double, volumineuse et indolente de la région sous-maxillaire. Ensuite il est survenu des croûtes dans les cheveux, de l'alopécie, un érythème papuleux sur le tronc, des plaques muqueuses sur le scrotum ; rien à la verge.

La femme de ce malade n'a aucune trace de syphilis ; elle est mère d'un enfant qu'elle allaite elle-même et qui est très bien portant.

L'auteur de la morsure, qui a été condamné pour ce fait à six mois d'emprisonnement, avait, au moment où il a saisi sa victime avec les dents, des lésions syphilitiques à la bouche. Il l'avouait hautement, disant qu'il allait lui donner la vérole en le mordant. Or, ces lésions syphilitiques, ainsi que cela a été prouvé, étaient de nature secondaire. et la conséquence d'un chancre infectant que cet individu avait contracté un an auparavant.

Obs. VIII. — Un ouvrier verrier, ayant aux lèvres des lésions syphilitiques secondaires provenant d'un chancre infectant qu'il avait contracté six mois auparavant, passe à son compagnon de travail, pour y souffler à son tour, le tube dont il venait de se servir le premier pour façonner une bouteille. Quelques temps après, celui-ci sentit se développer sur sa lèvre inférieure une nodosité dure de la grosseur d'un noyau de cerise, bientôt suivie d'un engorgement sous maxillaire multiple. Rien aux organes génitaux. Plus tard, ulcérations grisâtres sur l'amygdale droite et sur le pilier antérieur du voile du palais.

Obs. IX. — Mademoiselle X..., âgée de dix-huit ans, porte à la lèvre inférieure une plaque saillante, arrondie, grisâtre à son centre, et comme recouverte d'une fausse membrane ;

une plaque semblable, mais plus petite, existe au point correspondant de la lèvre supérieure; engorgement des glandes sous-maxillaires. Six semaines après, accidents syphilitiques constitutionnels parfaitement caractérisés.

M. X..., ayant des plaques muqueuses aux lèvres, résultant d'une syphilis déjà ancienne, avait plusieurs fois embrassé mademoiselle X... sur la bouche.

Ce malade avait des relations d'une autre nature avec une femme à qui il communiqua également un chancre à la lèvre inférieure. Cette femme était nouvellement enceinte. Elle fit une fausse couche, et il lui survint ensuite des symptômes non douteux de syphilis constitutionnelle.

Obs. X. — Madame X... porte sur le bord libre de la lèvre inférieure une ulcération de la largeur d'une pièce de vingt centimes, saignante, grisâtre, indurée, et accompagnée d'une adénite sous-maxillaire multiple à gauche. Quelque temps après, des accidents secondaires se sont produits sur les muqueuses supérieures et à la peau.

Ce chancre lui a été communiqué par son mari, qui avait des plaques muqueuses aux lèvres, aux amygdales, des croûtes dans les cheveux, et une roséole résultant d'un chancre à la verge, qu'il avait contracté deux mois auparavant.

II. *Analyse de deux observations publiées par M. F. Gabalda, en mai* 1859, *dans l'*Art *médical.*

Obs. I. — M. Z... contracte un chancre infectant et induré à la lèvre supérieure, avec engorgement des ganglions sous-maxillaires du côté droit. Un peu plus tard, apparition de symptômes secondaires, malgré le traitement institué dès le début.

La maîtresse de M. Z..., de qui il tenait son chancre avait, à l'époque de la contamination, des ulcérations sur les amygdales, et des plaques muqueuses en grand nombre sur la face interne des lèvres, conséquence d'une syphilis dont le point de départ avait été également un chancre labial contracté quatre mois auparavant.

Obs. II. — Il s'agit encore, comme dans la plupart des observations de M. Rollet, d'une nourrice ayant contracté un chancre infectant du mamelon en allaitant un enfant affecté de syphilis congénitale et par conséquent de forme secondaire.

III. *Analyse de quatre observations publiées par l'auteur de la* Contagion syphilitique, *en février* 1860.

Obs. I. — A..., ébéniste, constitution robuste, aucun antécédent vénérien. *Chancre parcheminé* sur la muqueuse du prépuce avec adénopathie dans l'aine droite et ganglions multiples, durs et indolents. Syphilis constitutionnelle consécutive : roséole, psoriasis, adénopathie cervicale, croûtes du cuir chevelu, plaques muqueuses gutturales.

Ce malade vivait maritalement avec une femme qui, à l'époque où il a contracté son chancre, portait à la vulve une ulcération secondaire parfaitement caractérisée, symptomatique d'une syphilis constitutionnelle dont l'origine datait d'environ dix-huit mois.

Obs. II. — M. B... est affecté de cinq chancres indurés de la verge, avec adénopathie bi-inguinale à ganglions multiples, durs et indolents.

La femme qui lui a communiqué ces accidents avait des plaques muqueuses confluentes du sillon génito-crural gauche, ainsi que des ulcérations secondaires superficielles, sur la petite lèvre du même côté. Dix mois auparavant, elle avait contracté un chancre infectant, lequel avait été suivi deux mois plus tard des premiers symptômes de la syphilis constitutionnelle.

Obs. III. — M. P..., après un chancre infectant que lui avait communiqué une fille publique, et qui dura environ six semaines, fut affecté de divers accidents constitutionnels, parmi lesquels on constata une ulcération secondaire assez profonde de la rainure glando-préputiale.

Pendant qu'il portait cette ulcération, le malade eut des rapports avec sa femme. Il en résulta chez celle-ci un chancre induré de la grande lèvre gauche, avec adénopathie inguinale multiple et légèrement douloureuse du même côté. Peu de temps après, roséole, plaques muqueuses et ulcérations des amygdales, plaques muqueuses à la vulve, croûtes du cuir chevelu, etc.

Obs. IV. — M. X..., âgé de trente ans, constitution robuste. Chancre induré du frein; un ganglion indolent et dur à gauche; trois ganglions durs et indolents à droite.

Ce chancre lui avait été transmis par une femme qui avait été atteinte trois mois auparavant d'un chancre infectant à la vulve, et qui présentait actuellement une papule muqueuse type siégeant sur la grande lèvre gauche.

IV. *Analyse de trois observations d'inoculation sur des individus sains de produits d'accidents secondaires, faites l'une par M. Guyenot, les deux autres par M. Auzias-Turenne.*

Obs. I. — Le 7 janvier 1859, inoculation, par M. Guyenot, de pus provenant de plaques muqueuses de l'anus, que portait un malade adulte qui avait eu, huit mois auparavant, un chancre infectant à la verge. Quatre piqûres sont pratiquées sur le bras d'un enfant teigneux, bien portant d'ailleurs.

Le 4 février, une des quatre piqûres présente une papule très petite, d'une couleur rougeâtre.

Le 5 apparaissent trois pustules grosses chacune comme une tête d'épingle, qui, deux jours après, se rompent et se convertissent en ulcères. Le 14, induration légère ; le 16, adénite axillaire, deux ganglions engorgés.

Le 30 mars, éruption d'érythème papuleux sur le tronc et les membres.

Obs. II. — Le 25 janvier 1859, M. Auzias-Turenne applique un vésicatoire ammoniacal sur le bras gauche d'un malade adulte, affecté depuis son enfance d'un lupus de la face. Il dépose ensuite sur la plaie produite par ce vésicatoire, de la charpie imbibée de pus pris à la surface de plaques muqueuses anales.

Le 12 février apparaît une papule saillante, de couleur cuivrée, qui grossit et s'ulcère quatre jours après. Le 23, adénite axillaire gauche.

Le 21 mars, la papule est toujours ulcérée et est devenue de plus en plus saillante et indurée. Éruption acnéiforme sur le tronc et sur la face interne des bras et des cuisses.

Obs. III. — Même procédé opératoire que le précédent et avec la même matière. L'inoculation, faite sur un adulte affecté d'un lupus tuberculeux de la face, a donné lieu aux mêmes phénomènes locaux : papule sèche d'abord, puis humide, excoriée, croûteuse et indurée, constituant en un mot un véritable chancre infectant.

Un ganglion, du volume d'une noisette, s'est concurremment développé, et trente-sept jours après l'inoculation une roséole a commencé à se montrer sur le tronc.

FIN.

TABLE DES MATIÈRES.

AVANT-PROPOS V

I. DÉCOUVERTE DE LA LOI DE TRANSMISSION DE LA SYPHILIS SECONDAIRE; considérations générales et observations cliniques....... 1

II. Faits et arguments tirés des auteurs anciens : J. Hunter, G.-G. Babington, Fabre, Benjamin Bell, Bosquillon..... 14

III. Auteurs modernes : MM. Rollet, Guyenot, Diday, Gabalda, Galligo, etc. — Conclusion...................... 23

IV. DE LA CONTAGION DES ACCIDENTS SECONDAIRES DE LA SYPHILIS..... 35

V. Nouvelle question relative à la contagion de la syphilis secondaire... 63

VI. MOYENS PRÉSERVATIFS DES MALADIES VÉNÉRIENNES............. 73

VII. Prophylaxie générale. — Mesures de police médicale à prendre contre la syphilis..................................... 73

VIII. Prophylaxie privée. — Précautions individuelles à prendre contre la syphilis et les autres maladies vénériennes.... 86

IX. Résumé analytique des principales observations cliniques sur la loi de transmission de la syphilis secondaire......... 122

FIN DE LA TABLE DES MATIÈRES.

CATALOGUE DES LIVRES DE FONDS

DE LA LIBRAIRIE

ADRIEN DELAHAYE

Paris, place de l'École-de-Médecine, 23.

NOTA. — On peut se procurer tous les ouvrages qui se trouvent dans ce catalogue, par l'intermédiaire de MM. les Libraires de France et de l'étranger.

ANNUAIRE GÉNÉRAL

DES SCIENCES MÉDICALES.

Par le docteur CAVASSE.

Ancien interne des hôpitaux de Paris, médecin-adjoint des prisons de la Seine, etc.

Les trois premiers volumes (années 1857, 1858 et 1859) sont en vente. L'année 1860 (4ᵉ volume) est sous presse.

Prix des années 1857 et 1858, 5 francs, *franco;*
— de l'année 1859,   5 fr. 50 c.

Chaque volume forme de 500 à 600 pages.

ALLARD, médecin-inspecteur des eaux minérales de Royat et de Saint-Mart, professeur suppléant à l'école de médecine de Clermont, etc. **De la thérapeutique hydrominérale des maladies constitutionnelles, et en particulier des affections tégumentaires externes.** In-8 de 74 pag. Paris, 1860 .... 2 fr.

AUBURTIN, docteur en médecine, ancien chef de clinique de la Faculté de médecine de Paris. **Recherches cliniques sur les maladies du cœur,** d'après les leçons de M. le professeur BOUILLAUD, précédées de considérations de philosophie médicale sur le vitalisme, l'organicisme et la nomenclature médicale, par le professeur BOUILLAUD, membre de l'Académie de médecine, etc. 1 vol. in-8 de 458 pages .... 3 fr. 50 c.

AUBURTIN. **Recherches cliniques sur le rhumatisme articulaire aigu.** 1 vol. in-8, Paris, 1860 .... 3 fr. 50 c.

BAUCHET, chirurgien des hôpitaux de Paris. Anatomie pathologique des kystes de l'ovaire et de ses conséquences pour le diagnostic et le traitement de ces affections. Paris, 1859, in-4 de 162 pag. 3 fr. 50 c.

BAUCHET, chirurgien des hôpitaux de Paris. Du panaris et des inflammations de la main. Paris, 1859, 1 vol. in-8, 2e éd., rev. et aug. 3 fr. 50 c.

BAUCHET, chirurgien des hôpitaux de Paris, etc. Des lésions traumatiques de l'encéphale. Paris, 1860, in-8 de 200 pages ...... 3 fr.

BAZIN, médecin de l'hôpital Saint-Louis, etc. Leçons sur la scrofule, considérée en elle-même et dans ses rapports avec la syphilis, la dartre et l'arthritis. Paris, 1861, 1 vol. in-8, deuxième édition, revue et considérablement augmentée (*sous presse*).

BAZIN. Leçons théoriques et cliniques sur les affections cutanées parasitaires, professées à l'hôpital Saint-Louis, rédigées et publiées par A. Pouquet, interne des hôpitaux, revues et approuvées par le professeur. Paris, 1858, 1 vol. in-8 orné de 5 planches sur acier.... 5 fr.

BAZIN. Leçons théoriques et cliniques sur les syphilides, considérées en elles-mêmes et dans leurs rapports avec les éruptions dartreuses, scrofuleuses et parasitaires, professées par le docteur Bazin, recueillies et publiées par Louis Fournier, interne de l'hôpital Saint-Louis, revues et approuvées par le professeur. 1859, 1 vol. in-8.............. 4 fr.

BAZIN. Leçons théoriques et cliniques sur les affections cutanées de nature arthritique et dartreuse, considérées en elles-mêmes et dans leurs rapports avec les éruptions scrofuleuses, parasitaires et syphilitiques, professées par le docteur Bazin, rédigées et publiées par L. Sergent, interne des hôpitaux, revues et approuvées par le professeur. 1860, 1 vol. in-8 de 390 pages...................... 5 fr.

BROCA (Paul), professeur agrégé à la Faculté de médecine de Paris, chirurgien des hôpitaux, etc. Études sur les animaux ressuscitants. Paris, 1860, in-8 avec figures gravées.................... 3 fr.

CHARCOT, médecin des hôpitaux de Paris, professeur agrégé, etc. De la pneumonie chronique. In-8 de 67 pages et une planche gravée sur acier. Paris, 1860.. 2 fr.

CULLERIER, chirurgien de l'hôpital du Midi, etc. Des affections blennorrhagiques, Leçons cliniques, professées à l'hôpital du Midi, recueillies et publiées par le docteur Royet, ancien interne de l'hôpital du Midi, suivies d'un mémorial thérapeutique, revues et approuvées par le professeur. Paris, 1861. 1 vol. in-8 de 248 pages.......... 4 fr.

DELEAU, médecin en chef de la Roquette. Traité pratique sur les applications du perchlorure de fer en médecine. Paris, 1860, 1 vol. in-8.. 4 fr.

DOLBEAU. De l'emphysème traumatique. 1860, in-8.......... 2 fr.

DRASCH, docteur en médecine de la Faculté de Vienne. Maladies **du foie et de la rate,** d'après les observations faites dans les pays riverains du bas Danube. 1860, in-8 de 62 pages............... 1 fr. 50 c.

FOURCY (Eugène de), ingénieur en chef du corps des mines. **Vade-mecum des herborisations parisiennes,** conduisant par la méthode dichotomique aux noms d'ordre, de genre et d'espèce de toutes les plantes spontanées ou cultivées en grand dans un rayon de 30 lieues autour de Paris. Paris, 1859, 1 vol. in-18 de 330 pages............... 4 fr. 50 c.

FOURNIER (Alfred), interne des hôpitaux de Paris. **Recherches sur la contagion du chancre.** Paris, 1857, in-8 de 110 pages....... 2 fr.

FOURNIER. Études sur le chancre céphalique, 1858, br. in-8. 1 fr. 25 c.

GROS (Léon), ancien médecin en chef de l'hôpital Sainte-Marie-aux-Mines, et **LANCEREAUX,** interne des hôpitaux de Paris. **Des affections nerveuses syphilitiques.** 1 vol. in-8. Paris, 1861.......... 7 fr.

GUÉNEAU DE MUSSY (Noël), médecin de l'hôpital de la Pitié, chevalier de la Légion d'honneur, etc. **Causes et traitement de la tuberculisation pulmonaire,** leçons professées à l'Hôtel-Dieu en 1859, recueillies et publiées par le docteur Wieland, ancien interne des hôpitaux de Paris, revues et approuvées par le professeur. Paris, 1860, in-8...... 3 fr.

GUYON. Des tumeurs fibreuses de l'utérus, 1860, in-8 de 139 pages et 1 planche.................................... 2 fr. 50 c.

HARDY, médecin de l'hôpital Saint-Louis, professeur agrégé à la Faculté de médecine de Paris, etc. **Leçons sur les maladies de la peau,** dartres, scrofulides, syphilides; rédigées et publiées par le docteur Moysant, ancien interne des hôpitaux de Paris, revues et approuvées par le professeur. 2ᵉ édition, revue et corrigée. Paris, 1860, 1 vol. in-8.   3 fr. 50

HARDY. Leçons sur les maladies de la peau, taches, difformités, maladies accidentelles, parasitaires, rédigées et publiées par M. Garnier, interne des hôpitaux de Paris, revues et approuvées par le professeur. 1859, 1 vol. in-8. 2ᵉ et dernière partie.. .... 4 fr.

HARDY (Ch.), docteur en médecine, ancien interne des hôpitaux de Paris. **Études sur les inflammations du testicule,** et principalement sur l'épididymite et l'orchite blennorrhagique. 1860, in-8 de 85 pages et 2 planches.................................... 2 fr. 50 c.

JACCOUD, docteur en médecine, interne des hôpitaux de Paris, etc. **Des conditions pathogéniques de l'albuminurie.** 1 vol. grand in-8 de 160 pages. Paris, 1860.................................... 3 fr.

JODIN, médecin du 9ᵉ bureau de bienfaisance de Paris. **De la nature et du traitement du croup et des angines couenneuses,** étude clinique et microscopique, etc. Paris, 1859, in-8 de 39 pages..... 1 fr. 25 c.

LEVEN. Parallèle entre l'idiotie et le crétinisme. 1861, br. gr. in-8.................................... 1 fr. 25 c.

TRAITÉ PRATIQUE
DES MALADIES DE L'UTÉRUS
ET DE SES ANNEXES,

Par le docteur NONAT,

Médecin de la Charité,

agrégé libre de la Faculté de Paris, chevalier de la Légion d'honneur, etc.

1860, 1 fort volume in-8. Prix : 12 fr.

AVEC FIGURES INTERCALÉES DANS LE TEXTE.

LIÉGEOIS, professeur agrégé à la Faculté de médecine de Paris. **Anatomie et physiologie des glandes vasculaires sanguines.** Paris, 1860, grand in-8 avec 2 planches.......................... 3 fr. 50 c.

LUTZ, professeur à l'École de pharmacie, pharmacien en chef de l'hôpital Saint-Louis. **Du rôle de l'eau dans les phénomènes chimiques.** 1860, in-8 de 70 pages.. 2 fr.

MATTEI. Des ruptures dans le travail de l'accouchement et de leur traitement. Paris, 1860, in-8 de 92 pages............... 2 50.

NÉLATON (Eugène), prosecteur de la Faculté de médecine de Paris. **Mémoire sur une nouvelle espèce de tumeurs bénignes des os, ou tumeurs à myéloplaxes.** 1 vol. gr. in-8 de 373 pag. et 3 pl. col., 1860. 6 fr. 50 c.

PARROT, professeur agrégé à la Faculté de médecine de Paris, etc. **De la mort apparente.** Paris, 1860, in-8 de 80 pages............. 2 fr.

PÉAN, docteur en médecine, ancien interne-lauréat des hôpitaux de Paris, etc. **De la scapulalgie et de la résection scapulo-humérale,** envisagée au point de vue du traitement de la scapulalgie. Paris, 1860, in-8 de 92 pages et 20 dessins intercalés dans le texte......... 3 fr. 50 c.

POTAIN, médecin des hôpitaux de Paris, professeur agrégé à la Faculté de médecine. **Des lésions des ganglions lymphatiques viscéraux.** In-8, 1860, 85 pages................................... 2 fr.

REGNIER (Raoul), docteur en médecine, ancien interne provisoire des hôpitaux de Paris, etc. **Maladies de croissance,** gr. in-8. 1860. 2 fr.

RICORD, chirurgien de l'hôpital du Midi, membre de l'Académie de médecine, etc. **Leçons sur le chancre,** professées à l'hôpital du Midi, recueillies et publiées par le docteur A. FOURNIER, ancien interne de l'hôpital du Midi ; suivies de notes et pièces justificatives et d'un formulaire spécial. Deuxième édition, revue et augmentée. Paris, 1860, 1 vol. in-8 de 549 pages.. 7 fr.

ROCHARD, médecin-adjoint de la prison des Madelonnettes, etc. **Traité des maladies de la peau.** Paris, 1860, 1 vol. in-8............. 6 fr.

ROYET, docteur en médecine, ancien interne des hôpitaux de Paris, etc. **Considérations sur quelques tumeurs abdominales,** grand in-8 de 86 pages. Paris, 1861...................... 1 fr. 50 c.

ÉTUDES MÉDICALES SUR L'ANCIENNE ROME,

Les Bains publics de Rome, les Magiciennes, les Philtres, etc. L'Avortement, les Eunuques, l'Infibulation, la Cosmétique, les Parfums, etc.

Par M. le docteur Jules ROUYER.

1859, 1 volume in-8. Prix : 3 fr. 50 c.

SALVA, docteur en médecine à la Faculté de Paris **Du gaz acide carbonique comme analgésique et cicatrisation des plaies.** In-8 de 42 pages. Paris, 1860 .... 1 25 c.

SCHNEIDER, docteur en médecine, médecin de l'hospice de Thionville. **Préparation à l'exercice de la médecine.** Ouvrage destiné spécialement à initier les jeunes médecins aux réalités de la carrière. 1 vol. in-12 de 216 pages. Paris, 1861 .... 2 fr.

SIREDEY, docteur en médecine, ancien interne des hôpitaux de Paris, etc. **De la fréquence des altérations des annexes de l'utérus dans les affections dites utérines.** 1860, in-4 de 96 pages.... 2 fr. 50 c.

TRÉLAT, médecin de la Salpêtrière, etc. **De la folie lucide, considérée au point de vue de la famille et de la société,** etc. 1 vol. in-8. Paris, 1861 .... 6 fr.

TRÉLAT, professeur agrégé à la Faculté de médecine de Paris. **De la nécrose causée par le phosphore.** 1857, 1 vol. in-8 de 120 pages. 2 fr. 50 c.

VAQUEZ, docteur en chirurgie de la Faculté de médecine de Paris. **Chirurgie conservatrice du pied,** Mémoire sur l'amputation de M. le professeur MALGAIGNE (désarticulation astragalo-calcanéenne, ou amputation sous-astragalienne des auteurs); quelques mots sur l'extirpation du calcanéum (opération de Monteggia). Paris, 1859, 1 vol. in-4 de 179 pages, 2 planches lithographiées et 5 figures dans le texte....... 3 fr. 50 c.

VIRCHOW (Rodolphe), professeur d'anatomie pathologique à la Faculté de médecine de Berlin, membre correspondant de l'Institut de France. **La syphilis constitutionnelle.** Traduit de l'allemand par le docteur Paul PICARD, revu, corrigé et considérablement augmenté par le professeur. 1860, 1 vol. in-8, avec figures dans le texte................ 4 fr.

VULPIAN, médecin des hôpitaux de Paris, professeur agrégé à la Faculté de médecine, etc. **Des pneumonies secondaires.** 1860, in-8 de 94 pages. 2 fr.

Paris. — Imprimerie de L. MARTINET, rue Mignon, 2.

www.ingramcontent.com/pod-product-compliance
Ingram Content Group UK Ltd.
Pitfield, Milton Keynes, MK11 3LW, UK
UKHW021227140726
13695UKWH00002B/800